Dr Louis J. NESPOULOUS

ANCIEN EXTERNE DES HÔPITAUX DE PARIS.

LA MALADIE DE FAUCHARD

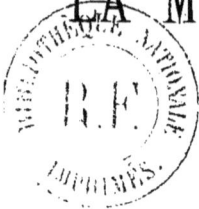

ET SON TRAITEMENT

PAR L'ACIDE SULFURIQUE DE NORDHAUSEN.

> « Les dents branlent par la re-
> « laxation des gencives qui se fait
> « de cause primitive, par chute ou
> « coup, et aussi par cause antécé-
> « dante, comme fluxion qui descend
> « du cerveau ou pour certaines va-
> « peurs élevées de l'estomac et quel-
> « quefois par faute de nourrissement,
> « ce qu'on voit aux vieilles gens ;
> « pareillement par corrosion de cer-
> « taine humeur âcre qui tombent
> « aux gencives ».
>
> (Ambroise PARÉ).

RODEZ

PIERRE FORVEILLE, IMPRIMEUR

1910

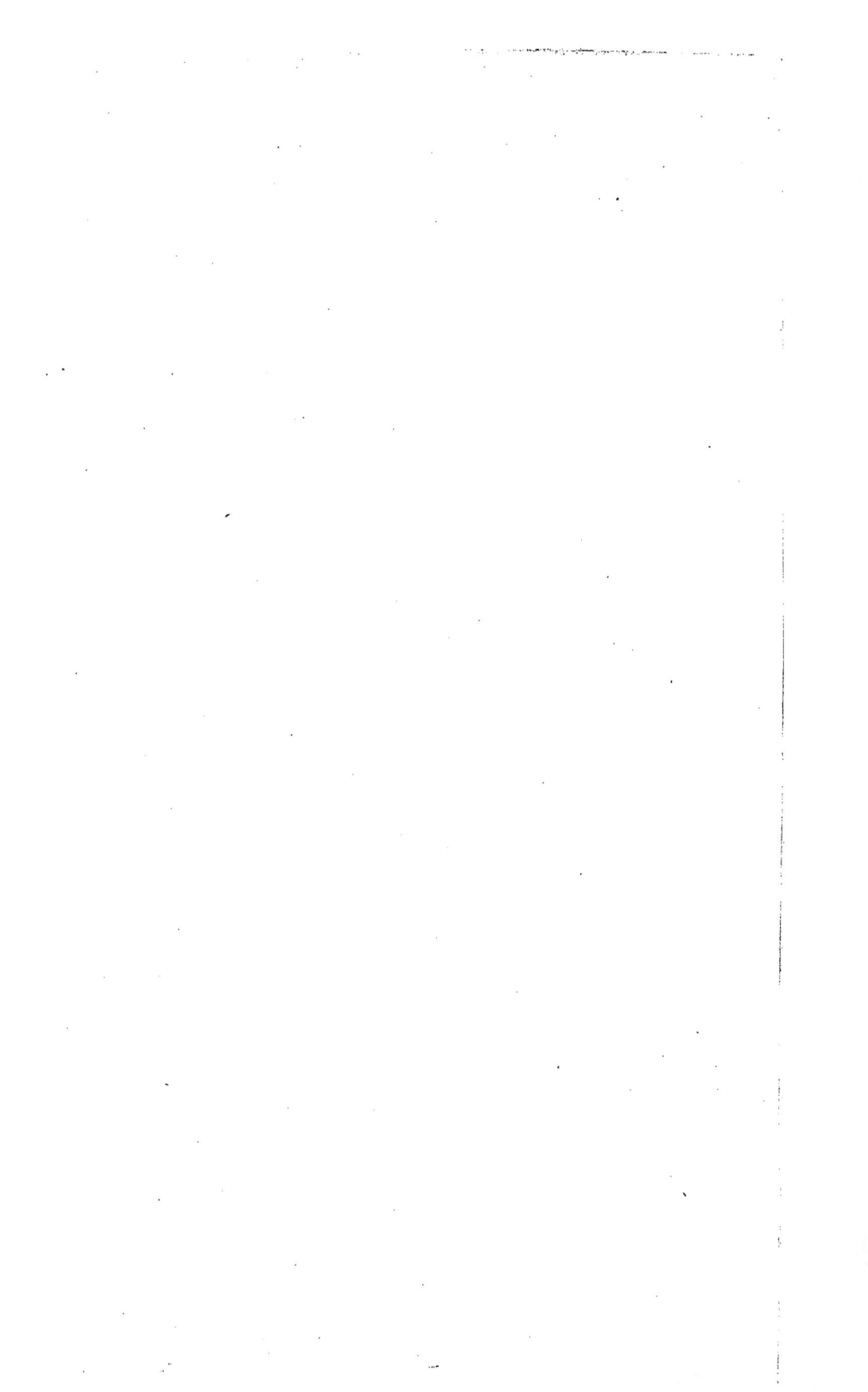

Dr Louis J. NESPOULOUS

ANCIEN EXTERNE DES HÔPITAUX DE PARIS.

LA MALADIE DE FAUCHARD

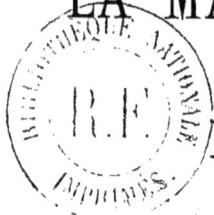

ET SON TRAITEMENT

PAR L'ACIDE SULFURIQUE DE NORDHAUSEN.

> « Les dents branlent par la re-
> « laxation des gencives qui se fait
> « de cause primitive, par chute ou
> « coup, et aussi par cause antécé-
> « dante, comme fluxion qui descend
> « du cerveau ou pour certaines va-
> « peurs élevées de l'estomac et quel-
> « quefois par faute de nourrissement,
> « ce qu'on voit aux vieilles gens ;
> « pareillement par corrosion de cer-
> « taine humeur âcre qui tombent
> « aux gencives ».
>
> (Ambroise PARÉ).

RODEZ

PIERRE FORVEILLE, IMPRIMEUR
—
1910

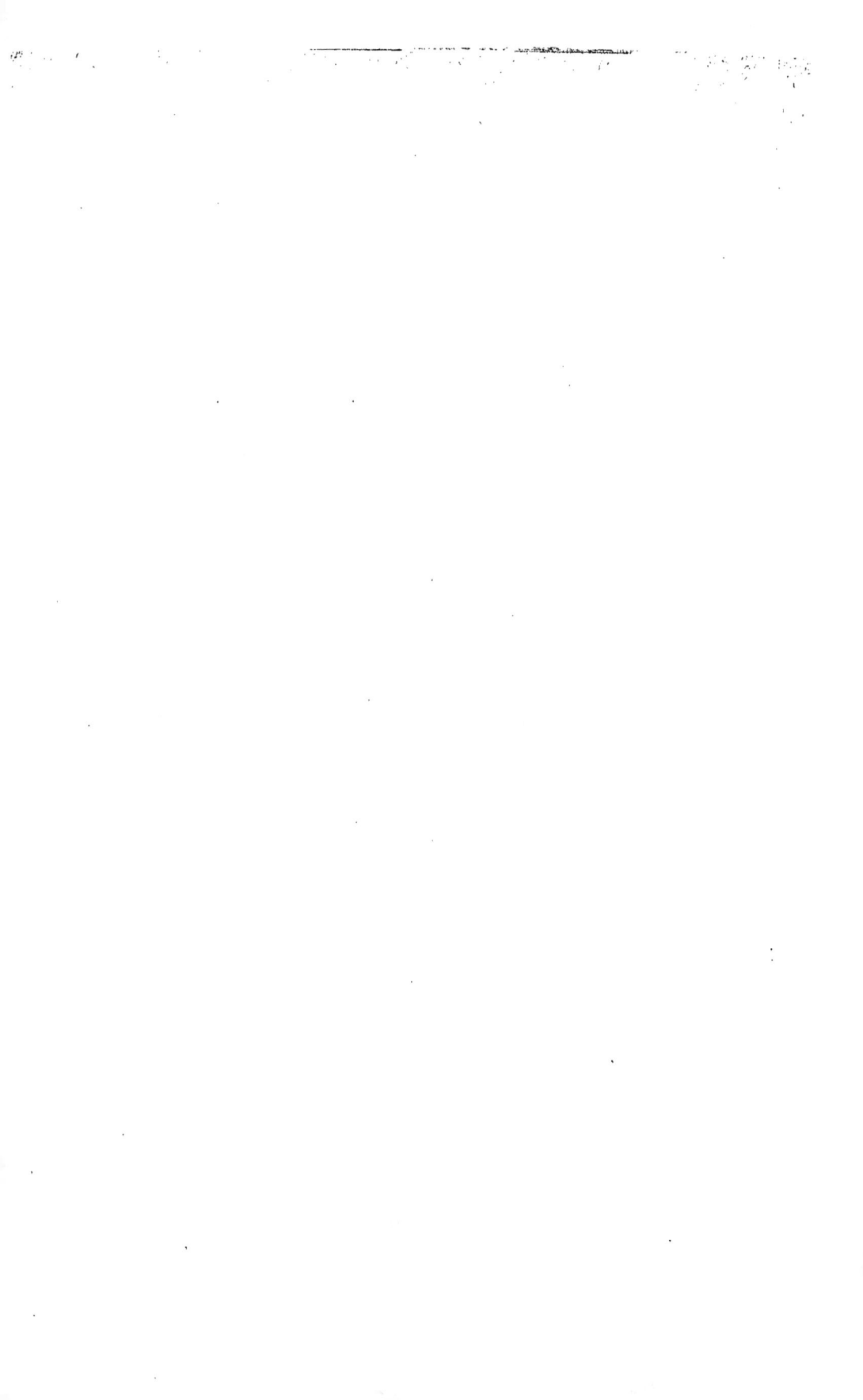

A MON PÈRE

A MA MÈRE

En témoignage d'affectueuse reconnaissance.

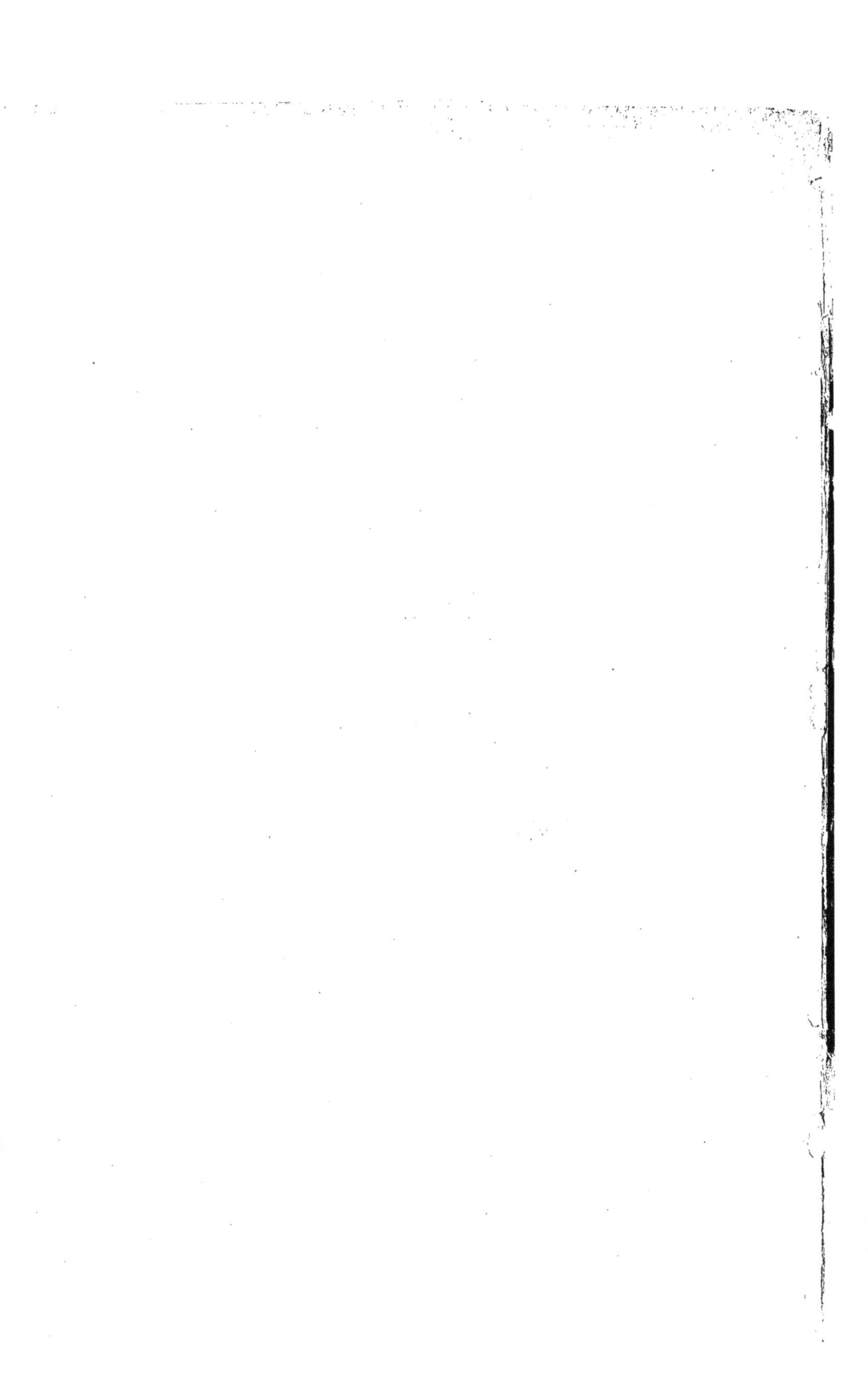

A MON PRÉSIDENT DE THÈSE

Monsieur le Professeur RECLUS

PROFESSEUR A LA FACULTÉ DE MÉDECINE

MEMBRE DE L'ACADÉMIE DE MÉDECINE

OFFICIER DE LA LÉGION D'HONNEUR.

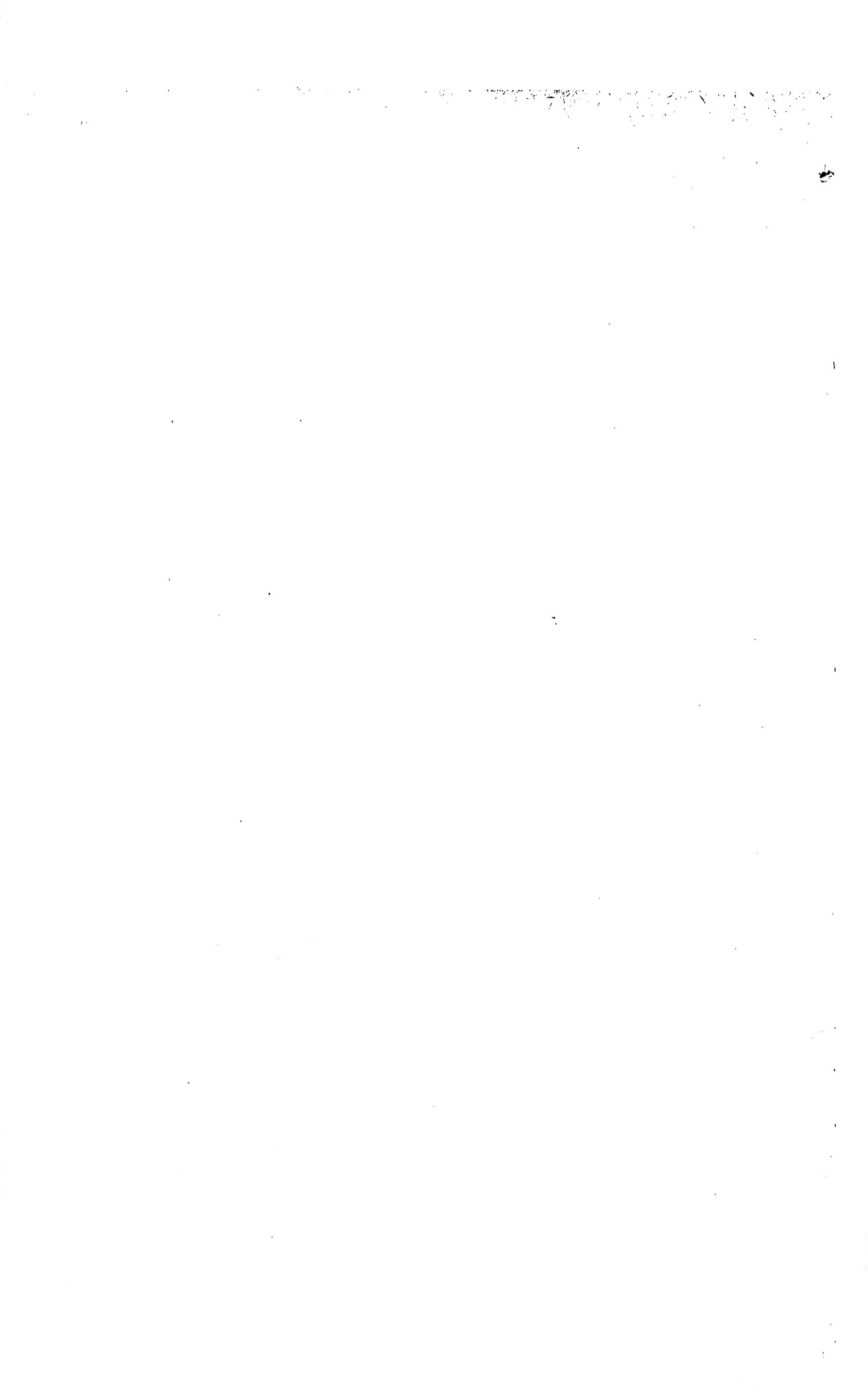

AVANT-PROPOS.

Au moment de terminer nos études médicales, nous sommes heureux de pouvoir offrir aux maîtres qui nous ont guidé ce faible témoignage de notre profonde reconnaissance.

MM. les docteurs Michaud et Chaput furent nos premiers maîtres et c'est chez eux que nous avons reçu les premiers principes de chirurgie.

M. le docteur Rieffel, chez qui nous avons passé notre première année d'externat, nous laissa dans son service une grande initiative, dont nous avons recueilli les plus précieux enseignements. Qu'il nous permette de lui apporter ici l'assurance de notre sincère gratitude.

Avec M. le professeur Albarran, nous avons pu étudier avec fruit les maladies spéciales des organes génito-urinaires.

M. le professeur Budin fit notre éducation obstétricale et nous accueillit avec bienveillance à la clinique Tarnier.

M. le docteur A. Richaud fut pour nous le conseiller le plus sûr et nous ne saurions oublier son dévouement constant, son aide précieuse et ses bons conseils, pendant le cours de nos études.

Notre frère, le docteur Pol Nespoulous, dentiste des Hôpitaux, qui fut notre guide et qui nous servit d'exemple et d'encouragement, nous permettra ici de le remercier du fond du cœur.

M. le docteur P. Robin, dentiste des Hôpitaux, fut l'inspirateur de cette thèse C'est à lui que doit en revenir tout le mérite pour les précieux renseignements et pour les conseils qu'il nous a largement prodigués au cours de notre travail.

Nous prions M. le professeur Reclus de vouloir bien accepter l'expression de notre vive reconnaissance pour l'honneur qu'il a bien voulu nous faire en acceptant la présidence de cette thèse

HISTORIQUE.

La première description connue de la maladie qui doit nous occuper est due à Fauchard et date de 1746 :

« Il est encore une autre espèce de scorbut de laquelle je pense qu'aucun auteur n'a encore pris soin de parler, et qui, sans intéresser les autres parties du corps, attaque les gencives, les alvéoles et les dents. Non seulement les gencives qui sont molles, livides, prolongées et gonflées y sont sujettes, mais celles qui n'ont point ces vices ne sont pas exemptes de cette affection.

« On la reconnaît par un pus assez blanc, un peu gluant, que l'on fait sortir des gencives en appuyant le doigt un peu fortement de bas en haut sur celles de la mâchoire inférieure et de haut en bas sur celles de la mâchoire supérieure.

« Ce pus sort souvent d'entre les gencives et le corps de l'alvéole et quelquefois d'entre l'alvéole et la racine de la dent, ce qui arrive plus fréquemment à la partie extérieure des mâchoires qu'à la partie inférieure et plutôt aux dents incisives et aux canines de la mâchoire inférieure qu'à celles de la supérieure, qui sont cependant plus ordinairement affligées de cet accident que les molaires. »

Bourdet (1757) ne consacre point de chapitre spécial à ce sujet; mais en différentes parties de son traité, il décrit des désordres analogues qu'il fait relever de deux causes : la présence du tartre et la résorption primitive des procès osseux alvéolaires.

« Quand les parties osseuses qui enveloppent les racines et qui maintiennent les dents fermes et solides sont ou détruites ou ramollies par quelque cause que ce puisse être, les gencives se retirent et s'appauvrissent ; elles deviennent flasques et spongieuses ou s'ulcèrent du côté des racines.

« La dent, alors destituée de sa gaîne osseuse, est si vacillante que n'étant plus retenue que par quelque portion du périoste et par les vaisseaux qui forment le cordon, toutes ses parties sont fort sujettes à s'irriter et à s'enflammer suivant les dispositions du sujet, suivant aussi que la salive qui les pénètre a plus ou moins d'âcreté, ou enfin que la dent est plus tourmentée par le choc continuel des dents opposées ou par la mastication.

« Le froid et le chaud, d'ailleurs, y font la même impression que sur les dents gâtées et quelquefois y produisent des fluxions et des douleurs considérables.

« D'un autre côté, les parotides et les amygdales s'engorgent et deviennent aussi fort douloureux. »

Quelques années plus tard, en 1778, Jourdain décrivit de nouveau sous le nom de suppuration conjointe des alvéoles et des gencives : « Cette maladie dans laquelle les dents s'ébranlent, les gencives et les alvéoles suppurent, ce qui détruit le périoste commun des dents, avec leurs boîtes osseuses, au point que les premières tombent sans être gâtées et qu'à mesure chaque place des gencives dépourvue de dents se réunit et devient en bon état. »

Il insista sur l'évolution et l'incurabilité de l'affection qu'il attribua, lui aussi, au scorbut.

Maury (1828) admit à côté d'une « périodontite » ayant évolué vers un état chronique par suite d'un état « scrofuleux, scorbutique, vénérien, arthritique, etc. », une forme primitive qu'il rattacha au scorbut des gencives et fit relever « de la malpropreté, d'une diathèse, ou de la suppression d'un flux. »

Oudet, en 1835, plaça dans la membrane alvéolo-dentaire le siège primitif de l'affection.

Toirac, en 1849, lui donna le nom de pyorrhée *interalvéolo-dentaire*.

Marchal (de Calvi), en 1860, crut découvrir la maladie. Il insista sur les lésions de la gencive et sur la chute terminale et inévitable des dents ; et, pour bien mettre en évidence ces deux caractères de l'affection, il proposa de lui donner le nom de *gingivite expulsive* sous lequel elle est encore parfois désignée.

Il décrivit des formes suppurantes, ulcéreuses et végétantes ; les modes de début avec ou sans abcès, et signala parmi les différents symptômes précoces de l'affection, la sensibilité des dents à la chaleur et au froid, la douleur à la pression, la fétidité de l'haleine.

Le tartre fut considéré par lui comme la cause principale de la gingivite que favorisaient la dyspepsie, la grossesse et l'allaitement.

Il signala enfin l'influence favorable des préparations d'iode (eau iodée) en applications topiques,

L'année suivante, Carrière attire l'attention sur ce fait que, contrairement à l'opinion courante, l'affection peut frapper les jeunes gens ; il la rattache avec l'helmintogénésie et la scrofule au groupe des *maladies à iode* dans lesquelles rentrent le goître et le crétinisme et affirme que la distribution géographique de ces différentes affections est la même. Il préconise également l'iode et l'iodure de potassium surtout à l'intérieur.

Delestre (1861) incrimine le tartre qu'il considère le premier comme un précipité de sels tenus en dissolution dans la salive.

Magitot (1867), reprenant les idées de Oudet, soutient que l'affection réside essentiellement dans l'inflammation de la membrane alvéolo-dentaire dont il fait un périoste et du tissu osseux sous-jacent, d'où le nom qu'il lui donna d'ostéopériostite alvéolo-dentaire. Secondairement apparaissent les lésions de la gencive et de la paroi osseuse alvéolaire.

Riggs, en 1875, insiste à son tour sur l'influence du tartre et l'importance de son ablation.

Quelques années plus tard, en 1881, Witzet introduisit la théorie infectieuse que Malassez et Galippe devaient si brillamment soutenir.

Pour ces auteurs, en effet, la pyorrhée alvéolo-dentaire « est, réserves faites pour l'influence du terrain, une maladie locale et parasitaire ». Le processus serait le suivant : tout d'abord le tartre décolle la gencive et permet l'infection qui va détruire le ligament alvéolo-dentaire. Puis, la dentine s'érode, il se fait de nouvelles formations ; la dent est envahie par infiltration de ses canalicules, et la pulpe disparaît bientôt à son tour. Tout cela s'accompagne d'une suppuration abondante.

D'autre part, Malassez émet l'opinion que le périoste alvéolo-dentaire de Magitot n'est autre chose que le ligament interosseux de l'articulation alvéolo-dentaire et fait de la maladie une arthrite.

Il admet, avec Galippe, l'origine infectieuse de cette arthrite et son point de départ gingival et ces auteurs désignent alors la maladie de Fauchard sous le nom de *gingivite arthrodentaire infectieuse.*

Cruet nie la nécessité d'une lésion de la gencive et décrit une forme sèche de l'affection.

Enfin Redier (Thèse Quilliot), se basant sur la multiplicité des dents atteintes, en fait une *polyarthrite alvéolo-dentaire.*

Entre temps, une autre opinion s'était manifestée, soutenue par Gosselin, Piorry et d'autres. A l'inverse des précédents, ces auteurs admettaient comme lésions primitives, une ostéite raréfiante des bords alvéolaires permettant et facilitant l'infection de la membrane alvéolo-dentaire et des gencives dont les lésions seraient alors secondaires.

A vrai dire, cette théorie n'était pas nouvelle. Nous avons vu, en effet, que dès 1757, Bourdet l'avait formulée et nous aurons à en parler plus longuement lorsque nous discuterons l'étiologie de la maladie.

Rappelons enfin, pour terminer ce rapide historique, les noms de Chompret, de Frey, qui, dans de nombreuses publications, se sont efforcés de délimiter le rôle du terrain ; l'excellente thèse de Courchet et enfin les travaux de P. Robin sur les odontoptoses tropho-infectieuses.

ÉTIOLOGIE.

Depuis que, pour la première fois, la pyorrhée alvéolodentaire a pris place parmi les affections bien classées, plusieurs opinions se sont manifestées au sujet de sa nature et de son mode de production.

Pour les uns, c'est une lésion exclusivement locale, et Riggs s'est fait le champion de cette théorie, avec, à sa suite, la majorité des auteurs américains.

Pour d'autres, c'est une manifestation d'un désordre général de l'économie que les anciens auteurs rattachaient au scorbut, ou, pour parler comme Jourdain, « à la dépravation d'une saumure à peu près analogue à la scorbutique ».

Pour d'autres enfin, avec Witset, Galippe, c'est, avant tout, une lésion infectieuse développée à la faveur d'un manque de soins locaux et favorisée par un état général particulier. C'est donc une théorie mixte ; mais dans laquelle l'élément infectieux tient, et de beaucoup, la place la plus importante.

Parmi les auteurs modernes, Frey est un de ceux qui, tout en attribuant à l'infection un rôle prépondérant, ont le plus insisté sur le rôle joué par les troubles qu'il rattache aux trophonévroses, au tabes et à l'arthritisme, que celui-ci soit une maladie par ralentissement de la nutrition (Bouchard), par accélération (Joulie) ou une maladie infectieuse à microbes spécifiques et à point de départ buccal (Guyot), ou biliaire et intestinal (Gilbert).

Frey ajoute à cette conception les troubles fonctionnels des glandes à sécrétion interne bien étudiées par L. Lévi et H. de Rothschild.

Signalons enfin que, pour Gaucher, l'arthritisme est une « auto-intoxication chronique par les matières extractives azotées ».

Frey range à côté de l'arthritisme et du tabes les trophonévroses. Il nous semble que l'on pourrait faire rentrer les lésions d'ordre tabétique dans le cadre plus général des trophonévroses. Le mal perforant buccal serait la manifestation la plus nette de ces troubles de la nutrition osseuse.

Nous avons vu que Bourdet, dès 1757, émit le premier l'idée d'une altération osseuse primitive dans la pyorrhée alvéolo-dentaire. Mais ce n'est qu'en 1868 que cette hypothèse fut reprise, avec la communication de Labbé, qui présenta un malade atteint de résorption progressive des maxillaires avec chute des dents.

Dolbeau, Duplay, Dubreuil, en signalèrent des cas, ainsi que Vallin, Demange et, en 1885, Manoha dans sa thèse, admettait, avec la plupart des auteurs, l'origine syphilitique de l'affection et ses rapports étroits avec l'ataxie.

Galippe s'était élevé, en 1882, contre cette interprétation. Analysant les faits publiés par les auteurs, examinant les dents tombées et les malades atteints de mal perforant, il fit remarquer que ceux-ci présentaient, contrairement à toutes les assertions, des lésions évidentes de pyorrhée alvéolodentaire au niveau de leurs gencives, de leurs maxillaires et de leurs dents. Pour lui, même dans ces cas, le grand coupable est l'infection, préparée et facilitée par un état local défectueux et évoluant plus ou moins facilement suivant la résistance des sujets qu'il distingue en dégénérés, ou neuroarthritiques et en rhumatisants.

Dans le mal perforant buccal, le tabes, pour Galippe, n'agit qu'en aggravant la pyorrhée, c'est une association hybride, une lésion tropho-infectieuse.

Baudet n'accepte pas les vues de Galippe ; pour lui, comme pour les anciens auteurs, dans le mal perforant buccal, la lésion primitive est une lésion trophique ; mais il admet que la pyorrhée puisse compliquer une névrite consécutive au tabes, à la paralysie générale, au diabète, qui lui préparent le terrain

C'est qu'en effet, la théorie infectieuse de Galippe soulève de nombreuses objections, quelle que soit d'ailleurs la catégorie de faits envisagés et, David en 1889, nous semble avoir fort bien résumé le débat :

« Si les micro-organismes, dit-il, étaient la cause réelle de la maladie, pourquoi ne l'observerait-on pas dans les bouches sales où, par la multiplicité des caries, la présence de fistules, de gingivites, de périostites, se trouvent réalisées les plus parfaites conditions de culture microbienne ?

« Au sujet de sa nature, la maladie nous paraît consister essentiellement dans une lésion osseuse. Telle était l'opinion de Bourdet, Piorry, Gosselin. Les procès alvéolaires s'atrophient, se résorbent, comme le tissu osseux en général, comme le col du fémur chez le vieillard.

« Des considérations topographiques particulières exposent cette ostéite raréfiante à l'air, au milieu buccal, à l'action des nombreux parasites qui s'y trouvent et font qu'elles s'accompagnent de lésions gingivales et périostales auxquelles est due la suppuration intra-alvéolaire. »

C'est l'opinion la plus communément admise aujourd'hui, et P. Robin a réalisé une heureuse synthèse en englobant dans son chapitre des odontoptoses tropho-infectieuses, l'odontoptose sans pyorrhée (forme sèche de Cruet), (mal perforant buccal de Labbé), et l'odontoptose avec pyorrhée, la pyorrhée étant une lésion surajoutée, favorisée par des causes multiples.

Ce qui est primitif, fondamental, c'est la lésion osseuse ; « suivant la diathèse, suivant l'état des collets, suivant le polymicrobisme buccal ; la chute des dents viendra plus ou moins tôt, mais elle est inéluctable ; aussi je pense qu'il serait plus précis de qualifier ces affections du nom générique : *d'odontoptoses trophiques infectieuses*, les faisant ainsi toutes rentrer dans un même cadre nosologique où nous pourrions les classer et les décrire comme des *entités morbides ; l'odontop-*

tose diabétique, l'odontoptose arthritique, l'odontoptose goutteuse, l'odontoptose sénile, etc., étant celles qui me paraissent actuellement les mieux caractérisées ; enfin, l'odontoptose tabétique qui serait alors la première jouissant d'une véritable autonomie et décrite en entier avec tous ses chapitres : étiologie, pathogénie, diagnostic, pronostic et traitement ». (P. Robin).

Il nous faut maintenant dire un mot des causes adjuvantes susceptibles de venir hâter ou modifier l'évolution de la maladie.

Au premier rang de ces causes, nous placerons l'infection ; mais ce que nous venons de dire sur le rôle qu'il nous paraît légitime de lui attribuer, nous dispensera de nous appesantir trop longuement sur l'importance de ce facteur.

Chacun sait que le milieu buccal est un milieu constamment septique, il n'y a donc rien d'étonnant à ce que l'articulation alvéolo-dentaire renferme les microbes variés de la flore buccale. C'est même, pour M. Robin, un fait constant, chez les personnes les plus soigneuses, et en aucune façon pyorrhéiques. Aussi le fait d'avoir trouvé par culture ou sur des coupes de gencives, des streptocoques, des straphylocoques, des microcoques, des bactéries diverses, ne nous semble-t-il avoir qu'un intérêt secondaire, et, à l'inverse de Galippe, de Malassez, de Frey, etc., nous estimons avec P. Robin, que la suppuration est consécutive à une diminution de la résistance des tissus, et qu'elle ne devient une cause aggravante en lésant la dent, le ligament et la gencive, que parce que ces tissus ne lui offrent plus une résistance suffisante.

Tous les auteurs ont signalé l'influence du tartre et des lésions gingivales qu'il détermine ; les lésions de la gencive de quelque nature qu'elles soient d'ailleurs, peuvent, en effet, jouer un rôle.

Galippe admet que le tartre puisse se former par suite de phénomènes d'ordre microbien, aboutissant à la précipitation des matières calcaires dissoutes dans la salive.

Nous verrons à la fin de ce chapitre ce que l'on doit penser de la formation du tartre.

Frey admet que dans les cas à marche rapide, le tartre

n'ait pas le temps de se déposer ; mais dans ces conditions on trouverait au collet des dents un enduit plus ou moins visqueux qui serait du « tartre liquide ».

En dehors de l'infection et du tartre dentaire, il est d'autres causes aggravantes de moindre importance. Les anomalies d'articulation, par exemple, qui peuvent entraîner, comme nous l'a très bien démontré Pierre Robin, une fatigue exagérée des dents, un traumatisme constant lors de l'acte masticateur, et mettre ainsi en état de moindre résistance l'articulation alvéolo-dentaire.

Pendant la mastication, la résultante des efforts masticateurs qui s'exercent sur les deuts irrégulièrement placées, au lieu d'être dirigée suivant l'axe de la dent. et laisser cette dent en état d'équilibre dans les maxillaires, est le plus souvent oblique à cet axe, d'où il en résulte un traumatisme qui tend à déplacer la dent de sa position.

Ajoutons à ces raisons celle signalée par Courchet et résultant de l'obstacle apporté au brossage méthodique par les interstices irréguliers.

Desprès (1877). qui avait à souffrir de cette affection, dont il ne parlait jamais sans quelque amertume, incriminait uniquement la compression des dents par des arcades trop étroites.

Dubois fait entrer en ligne de compte la minéralisation excessive de la dent. Pour tous les auteurs, enfin, l'âge a une grande importance et on n'observerait guère la maladie avant trente ans, bien que Carrière ait montré que les jeunes gens n'en sont pas exempts.

On a signalé, également, l'influence de l'hérédité, du rachitisme : « Les riquets, disait Jourdain. y sont particulièrement exposés ». Par contre, les fumeurs seraient moins exposés que d'autres à contracter la maladie, et Pons signale que les 8/10es de ses malades ne fumaient pas.

Signalons enfin l'influence des traumatismes qui, d'après Chompret et Pierre Robin. jouent un rôle défavorable ; et, chez la femme. le rôle possible de la grossesse, de l'allaitement et de la ménopause.

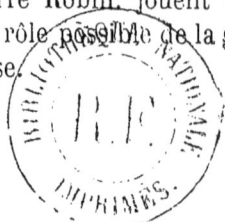

TARTRE.

« Le tartre, dit Cruet, dans son livre sur les maladies
de la bouche et des dents, est une substance pierreuse, jau-
nâtre, plus ou moins dure, que l'on trouve au niveau du
collet, à la surface des dents et sous la gencive en quantité
excessivement variable. » Il est constitué par la précipitation
des phosphates et carbonates de calcium et de magnésium
que renferme la salive et contient des micro-organismes en
abondance extrême.

Nous voudrions ici montrer, grâce aux remarquables travaux du docteur Barillé sur les carbonophosphates. comment
la précipitation des sels terreux de la salive peut se faire et
pourquoi le tartre est forcément constitué par du phosphate
et du carbonate de chaux associés ; pourquoi il contient de
nombreux micro-organismes.

La salive contient, nous le savons, outre la ptyaline, le
mucus et d'autres éléments organiques, des chlorures, des
phosphates, des carbonates, des sels de potassium, de sodium,
de calcium et de magnésium. de l'acide carbonique libre et
combiné, de l'oxygène et de l'azote. Seuls les phosphates et
carbonates de calcium et de magnésium seront précipitables.
Nous ne pouvons faire mieux maintenant qu'en citant
M. Barillé :

« Nous avons entrepris antérieurement l'étude de l'action exercée par le gaz carbonique en présence de l'eau et sous pression, sur les phosphates métalliques et démontré expérimentalement que, dans ces conditions, il se formait avec les phosphates tribasiques dont les métaux donnent des bicarbonates, une catégorie de combinaisons carboniques nouvelles n'existant *qu'en dissolution*.

Ces combinaisons, que nous avons dénommées *carbonophosphates tribasiques, possèdent par leur facile dissociation sous la moindre action physique* des propriétés importantes et identiques.

Le carbonophosphate tribasique, par exemple, dont nous allons indiquer le rôle capital dans la pathogénie de certains calculs de l'organisme, donne naissance en se dissociant à deux corps fonction l'un de l'autre, toujours réunis à l'état symbiotique, pourrait-on dire, savoir :

1° Du phosphate bicalcique en poudre microcristalline susceptible de se transformer dans certaines conditions d'alcalinité en *phosphate tricalcique amorphe*.

2° Du bicarbonate de calcium devenant finalement carbonate neutre

Or, dans les analyses de calculs à base de calcium faites par nous ou effectuées par d'autres : (calculs vésicaux, pancréatiques, *salivaires*, rénaux, intestinaux, plaques athéromateuses, concrétions sous-cutanées, sable intestinal, etc.). nous avons toujours constaté l'association intime du phosphate et du carbonate de calcium.

Ces diverses concrétions anormales de l'organisme ont donc une composition chimique qualitative identique. C'est une règle pour ainsi dire absolue.

Dans la composition des os du squelette, nous voyons également, toujours accompagnés de carbonate de calcium, soit du phosphate bi-calcique (phosphate des échanges organiques), se trouvant habituellement dans les couches périphériques, soit surtout du phosphate tricalcique (véritable phosphate du squelette), soit un mélange de ces deux phosphates.

	Os (femur).	Cément.	Dentine.	Émail.	Calcul salivaire.	Tartre.	Calcul du médiastin.	Calcul urinaire.
Phosphate de calcium..........	57.5	58.7	66.7	89.8	68.0	79	68	47.3
Carbonate de calcium..........	6.02	7.2	3.36	4.37	6.0		14.2	6.83
Phosphate de magnésium........	1.03	0.99	1.08	1.3	non dosé	non dosé	1.4	am.1,5,4
Matière organique.	34.68	32	27.61	3.59	21	ptyaline mucus 13	14.7	?

Étant donnée une telle conformité de composition, n'y a-t-il pas lieu d'admettre l'hypothèse suivante : que ces divers calculs ainsi que le tissu osseux proviennent d'une genèse identique, que leur formation résulte d'un processus univoque : la dissociation des carbonophosphates tenus en dissolution dans ces différents liquides de l'organisme ?

La proportion de phosphate et de carbonate calcaires contenue dans ces concrétions n'est pas toujours conforme en réalité à celle que donnent les chiffres théoriques fournis par la dissociation carbonophosphatée. Cent parties de carbonophosphate tricalcique nous ont donné théoriquement 77 parties de phosphate bicalcique pour 23 de carbonate de calcium. Bien souvent, identique à celle qui existe dans le tissu osseux, cette proportion est parfois faible.

Mais cette anomalie n'est qu'apparente, l'appauvrissement signalé étant provoqué par l'action persistante de l'acide carbonique de l'organisme, d'où l'entraînement en dehors du calcul de carbonate de calcium formé.

Quant au phosphate bicalcique dissocié, il peut se transformer ultérieurement en phosphate tricalcique.

On comprend dès lors aisément la formation du tartre dentaire. Le carbonophosphate tricalcique est en solution dans la salive, comme il est en solution dans le sang en présence d'un excès d'acide carbonique à une pression supérieure à la pression atmosphérique, la salive arrive dans la bouche, l'acide carbonique en excès se dégage, le carbonophosphate se trouve encore en solution ; mais tout prêt à se dissocier *sous la moindre action physique ;* il rencontre des corps étrangers, microbes divers, particules alimentaires, phosphate et carbonate déjà précipités, il se dissocie et précipite du bicarbonate et du phosphate bicalcique.

Pour nous, deux grands facteurs agissent dans la formation du tartre : le premier est la richesse de la salive en carbonophosphate tricalcique ; le second est la présence des corps étrangers ; nous pouvons en ajouter un troisième qui sera les produits alcalins formés par les putréfactions buccales favorisant la précipitation du phosphate et du carbonate de calcium, les transformant, une fois précipités, en phosphate tricalcique plus dense et en carbonate neutre.

Les corps étrangers, microbes, particules alimentaires, appareils de prothèse, dents, jouent le même rôle que le fil que l'on plonge dans une solution saturée et autour duquel se fait la cristallisation, que les parois du vase sur lequel adhère le précipité dans lequel il s'effectue, que le cristal qui se « nourrit », qui augmente de volume dans sa solution mère ; c'est la petite parcelle de métal, le petit cristal, la poussière, le choc qui détermine la cristallisation d'une solution saturée en équilibre instable et qui serait restée ainsi si rien n'était venu provoquer la réaction ; c'est l'étincelle qui fait détonner le mélange d'oxygène et d'hydrogène avec formation d'eau dont c'est la forme stable à la température ordinaire ; c'est le corps plongé dans une fontaine calcifiante qui se recouvre de carbonate de chaux.

Les microbes ne peuvent jouer un rôle chimique que lorsqu'ils produisent des fermentations donnant naissance à des bases alcalines, tels que l'ammoniaque ou les amines.

Rien d'étonnant, d'autre part, à ce que le tartre renferme une quantité notable de matière organique et de micro-organismes. Le précipité entraîne mécaniquement le mucus, les particules alimentaires, les bactéries diverses ; il s'effectue une sorte de collage, c'est un fait d'ordre absolument général. Le précipité complexe ainsi formé ne pouvant se déposer sur les muqueuses, est ou bien dégluti, ou bien adhère aux dents comme un précipité ordinaire adhère aux parois du vase où il s'est formé, et sur la partie organique du précipité cultive la flore multiple de la bouche que vient recouvrir un nouveau précipité et ainsi de suite.

Mais, contrairement à l'interprétation de M. Galippe, nous ne pensons pas que la présence des micro-organismes soit une condition indispensable à la dissociation du carbonophospha-te de chaux et à sa précipitation, nous ne croyons pas à l'action spécifique des microbes dans la formation du tartre. Le carbonophosphate se précipite dans des solutions aseptiques, comme le montrent les expériences du docteur Barillé, pourvu que les conditions physico-chimiques de cette précipitation soient réalisés.

Notre pensée peut se résumer ainsi : Si l'on pouvait, pendant un certain temps, immobiliser une bouche et la priver de micro-organismes, toutes choses égales d'ailleurs, pour peu que la salive soit riche en carbonophosphates, pauvre en acide carbonique dissous, du tartre se précipiterait sur les dents, et d'autant plus facilement qu'on aurait, par exemple, rendu rugueuse la surface des dents, soit en les érodant avec un acide dilué, soit en les enduisant d'un vernis tenant en suspension de fins cristaux de phosphate bicalcique.

Quoi qu'il en soit, il se précipite, nous dit le docteur Barillé, lors de la dissociation des carbonophosphate tricalciques dont la solution dans l'acide carbonique est neutre ou légèrement alcaline, du bicarbonate de chaux et du phosphate bicalcique en particules microcristallines. Lorsque le milieu est suffisamment alcalin, le phosphate bicalcique se transforme en phosphate tricalcique amorphe plus dense. C'est ce qui doit se passer dans la bouche : il se précipite d'abord du phosphate bicalcique qui se condense, devient plus ténu au fur et à mesure que la fermentation alcaline ou l'arrivée dans la bouche de produits alcalins le transforme en phosphate tricalcique. Il en est de même du bicarbonate de chaux qui passe à l'état de carbonate neutre.

Il résulte de ces faits que, dans les bouches contenant du tartre, c'est un contre sens chimique de faire usage du savon, contenant toujours une petite quantité d'alcali libre, et de solutions alcalines dans le but de se débarrasser du tartre; c'est le moyen d'aider à la transformation du tartre inaccessible à la brosse en tartre tricalcique amorphe très dense, sans compter qu'à leur contact la salive précipite tous ses sels de calcium.

D'autre part, une brosse enduite de savon n'enlève pas les enduits déposés sur une surface lisse. Pour s'en convaincre, on peut répéter l'expérience suivante : sur la flamme d'un réchaud à alcool dénaturé, on place quelques instants un plateau à instruments en tôle émaillée, on le retire lorsqu'un léger enduit noirâtre s'est formé là où portait la flamme. On laisse refroidir, puis on essaye d'enlever ce dépôt avec une brosse à dents enduite de savon : on enlève très peu de chose. La brosse sans savon agit mieux. La brosse enduite de pâte dentifrice faite avec du carbonate de chaux précipité enlèvera tout immédiatement.

D'autre part, on comprend le savonnage de la peau parce qu'elle sécrète des matières grasses; mais on ne comprend pas le savonnage de la bouche dont la muqueuse n'a jamais sécrété de matière grasse, dont l'épithélium est facilement dissous par les alcalis. On concevrait, tout au plus, dans certains cas pathologiques, des lavages de bouche faits avec une solution légèrement alcalinisée par du bicarbonate de soude, et, encore en présence d'un excès d'acide carbonique.

Terminons ce chapitre sur le tartre en disant deux mots du « tartre sérique ». Certains auteurs nomment ainsi les dépôts fins, durs, adhérents qui se trouvent sur la racine des dents atteintes de pyorrhée et particulièrement sur les parties recouvertes par la gencive, et même à l'apex des dents atteintes d'abcès alvéolaire chronique.

Ces mêmes auteurs pensent que ces calculs proviennent du « sérum sanguin » d'où leur nom. Kirk a donné une ingénieuse théorie de la formation de ces dépôts qui seraient composés, d'après lui, d'urates de soude et de chaux; mais nous n'avons pu trouver nulle part l'analyse sérieuse de ces calculs et la confirmation de cette hypotèse. Nous ne la discuterons donc pas.

SYMPTOMATOLOGIE.

La pyorrhée alvéolo-dententaire évolue en plusieurs étapes et si, à une période avancée, les symptômes au grand complet ne permettent plus le moindre doute, il n'en est pas de même dans les toutes premières périodes de d'affection.

A ce moment, et ce peut-être fort longtemps avant l'éclosion des accidents caractéristiques, le malade présente cependant plusieurs symptômes sur lesquels Frey a attiré l'attention et qu'il a proposé de réunir sous le nom de « petits signes de la polyarthrite » par analogie aux petits signes du brightisme de Dieulafoy.

Ce sont des signes fonctionnels : le malade se plaint d'avoir par instants une sensation d'agacement, de tension au niveau des gencives qui ne présentent alors qu'un peu de rougeur et de gonflement au niveau du collet des dents. Elles saignent facilement sous l'influence d'un traumatisme léger et l'émission de quelques gouttes de sang soulage les malades.

Il peut exister dès ce moment une sensibilité spéciale des dents à la chaleur et au froid en même temps que des irradiations douloureuses dans le domaine des nerfs dentaires.

Parfois une dent, la plus anciennement atteinte a déjà perdu de sa solidité et est déviée; mais ce symptôme appartient surtout aux périodes suivantes.

A la période de début, qui fait suite apparaissent les symptômes cardinaux de la maladie, c'est-à-dire l'ébranlement des dents, les lésions de la gencive et de l'alvéole, la suppuration et les douleurs.

Les dents sont rarement atteintes d'une façon isolée, le plus souvent plusieurs le sont à la fois, et c'est ordinairement les incives et les dernières molaires qui sont prises les premières.

Le malade se plaint que plusieurs de ses dents ont perdu de leur solidité et que sa mastication en est gênée. A l'examen on contate en effet qu'une ou plusieurs dents présentent une mobilité anormale; elles sont déviées de la ligne cuspidienne, rompant ainsi la régularité de l'arcade. De plus, et c'est là un symptôme intéressant, les dents ont subi un allongement grâce auquel elles dépassent les dents voisines saines. En réalité cet allongement n'est qu'apparent et, dès le début, se dessine ainsi le symptôme essentiel et primitif de l'affection, à savoir la chute, la ptose de la dent.

Du côté de la gencive, on trouve ce même liseré que nous avons trouvé à la période précédente, mais beaucoup plus accentué, ayant empiété sur la face jugale de la gencive en une bande verticale qui marque la place de chaque racine.

De plus au niveau d s dents malades, le décollement s'est accentué, la gen ive est devenue épaisse, fongueuse et friable et le moindre attouchement détermine de petites hémorragies. Le collet de la dent est couvert de tartre, et le stylet ramène des profondeurs de l'articulation du pus plus ou moins mêlé de sang.

Subjectivement, les malades se plaignent d'une sensation de chaleur et Magitot a montré que cette sensation correspondait à une élévation réelle de température qui peut dépasser de 1 à 2 degrés la température axillaire. L'haleine devient en même temps fétide.

Lorsque ces différents désordres s'accentuent, la période d'état est constituée; la sensibilité aux variations de température des aliments ingérés est alors excessive; le choc des dents ébranlées contre leurs antagonistes détermine des douleurs très vives qui gênent la mastication et le malade peut en être réduit à une alimentation à peu près uniquement constituée par des liquides, des pâtes, des purées. Les dents sont tout à fait vacillantes et leur déviation s'est accentuée, le ligament détruit et l'alvéole résorbée n'opposant plus aucune résistance. Les dents voisines, saines jusqu'alors, commencent à se prendre à leur tour.

La suppuration est devenue abondante et parallèlement la fétidité de l'haleine s'est accrue, en même temps que la salivation exagérée se produit et gêne le malade. La muqueuse est plus fongueuse, plus ulcérique que jamais et, pour compléter la description à cette période, signalons les crises de douleur qui peuvent survenir par périodes et assombrir le tableau.

Il faut ajouter l'auto-intoxication chronique exercée par la déglutition de quantité souvent considérable de pus et aboutissant à des troubles gastro-intestinaux graves (Julien Tellier), qui mène le malade vers la cachexie d'origine buccale de Chassaignac.

Enfin, il arrive une époque où la dent, dépourvue de tout moyen de fixité ; car le ligament est détruit, la gencive décollée, et la paroi de l'alvéole résorbée, est devenue un organe mort et tombe, soit spontanément, soit à la suite d'un léger traumatisme.

Dès lors l'aspect de la plaie se modifie; il semble que la lésion n'ait attendu pour se cicatriser que la chute du corps étranger et septique qui entretenait l'irritation et l'infection. En effet, on voit la gencive s'amincir, se retracter, et bientôt, à la place de la dent tombée, on ne trouve plus qu'une dépression recouverte d'une gencive saine et parfaitement cicatrisée.

La marche de l'affection est très variable, tantôt elle procède rapidement, tantôt, au contraire, elle présente une évolution beaucoup plus lente entrecoupée de rémissions plus ou moins longues, et dure cinq, dix ans et plus.

D'autre fois, et ceci est fort important, elle suit la marche de l'affection générale qui la conditionne et Bouchard a signalé le parallélisme absolu entre la marche de la maladie et l'évolution d'un diabète concomittant.

Les formes cliniques de la pyorrhée alvéolo-dentaire sont nombreuses, mais elles sont mal individualisées, et nous ne retiendrons comme un peu spéciale que la forme tabétique à laquelle on peut rattacher la forme sèche de Cruet caractéri- sée, d'après cet auteur, par l'absence de suppuration et de décollement gingival. Ces particularités peuvent se retrouver dans la forme tabétique proprement dite, et, en effet, s'y ren- contrent souvent ; mais ce qui caractérise cette dernière, c'est, en dehors de la présence d'un tabes souvent, d'ailleurs très peu avancé, l'absence de douleurs spontanées, la présence de zones d'anesthésie sur la muqueuse gingivale et enfin la fré. quence et la gravité des perforations osseuses au niveau des maxillaires et du voile du palais.

La forme diabétique semble caractérisée d'habitude par une hypertrophie plus marquée des gencives et un tartre plus abondant. Elle présente parfois cette particularité signalée plus haut de pouvoir évoluer parallèlement au diabète causal. Les douleurs y seraient également peu accentuées.

Les complications qui peuvent survenir au cours de l'évolu- tion de la pyorrhée alvéolo-dentaire sont assez rares, nous n'en dirons que quelques mots.

Les plus fréquentes, au point qu'elles peuvent être considé- rées comme faisant partie du tableau clinique de la maladie, sont, à coup sûr, les fistules faisant communiquer la cavité al- véolaire avec le milieu buccal.

Elles s'établissent surtout au cours des poussées inflamma- toires aiguës si fréquentes chez les pyorrhéiques, et persistent ensuite jusqu'à la guérison, spontanée ou non, de la partie atteinte. Peu graves d'habitude en elles-mêmes elles revêtent parfois, par leur étendue et leur persistance, un caractère de réelle gravité.

Plus rarement, on observe la présence de petits séquestres osseux qui entretiennent la suppuration.

Du côté des gencives, on a noté, surtout chez les diabéti- ques, de véritables plaques ulcérées.

Enfin, L. Cruet, a été le premier à signaler l'infection pulpaire par voie alvéolaire et qui, parmi les complications, est une des plus graves et surtout des plus douloureuses, et à laquelle il faut toujours penser.

ANATOMIE PATHOLOGIQUE.

Quelle que soit l'opinion que l'on se fasse sur la nature de la pyorrhée alvéolo-dentaire et sur l'ordre de succession des lésions, les différents tissus qui composent l'articulation dentaire présentent, dès le début de la maladie des modifications qu'il nous faut maintenant décrire. Nous dirons toutefois auparavant quelques mots des opinions soutenues par les auteurs sur la nature du tissu fibreux inter alvéolo-dentaire considéré par les uns (Magitot), comme un périoste, par d'autres (Malassez), comme un simple ligament.

Aguilhon de Sarran soutint cette dernière opinion. S'appuyant sur ce fait que le périoste de Magitot ne produit pas d'os, il conclut à la nature ou plutôt à la fonction ligamentaire du tissu fibreux inter alvéolo-dentaire, et essaya de faire accepter ses vu·s par des exemples tirés de l'anatomie comparée et empruntés à l'anatomie des maxillaires chez les poissons.

D'autre part, Ombredanne estime que ce tissu n'est ni un périoste, ni un ligament. Le périoste des os, en effet, n'est ostéogène que par une de ses faces, alors que, dit Ombredanne, le périoste alvéolo-dentaire, lame fibreuse, doublée sur chacune de ses faces d'une couche ostéogène, édifie du cément vers la dent et de l'os vers le maxillaire.

D'autre part, « le terme de ligament implique qu'on considère comme une articulation les connexions entre deux surfaces osseuses dépourvues de tout cartilage et dont les relations normales consistent dans une immobilité réciproque absolue, ce qui est un abus de langage.

« Le terme de périodonte serait plus juste puisqu'il s'applique spécialement à une formation qui n'est comparable à aucune autre de l'économie. »

On trouvera un historique fort complet des diverses opinions émises à ce sujet dans la thèse de Beltrami (Paris, 1895 : « De l'articulation alvéolo-dentaire chez l'homme »).

Pour cet auteur, il s'agit vraiment d'une articulation du genre des amphiartroses. Le ligament alvéolo-dentaire ne serait autre chose que la paroi externe du sac folliculaire et présenterait deux portions : une portion périphérique ou externe, et une portion interne intra-alvéolaire.

La paroi interne du sac donnerait naissance à une membrane distincte chargée de produire le cément et à laquelle il donne, pour cette raison, le nom de périoste cémentaire.

Notre intention n'est pas de prendre parti dans la discussion, nous avons simplement tenu à signaler les différentes opinions. Nous devons maintenant étudier les altérations subies par ce tissu fibreux que nous continuerons à appeler ligament alvéolo-dentaire, sans d'ailleurs attacher à ce terme plus d'importance qu'il ne convient et décrire les lésions également subies par les procès alvéolaires et par la gencive.

Magitot est le premier qui ait fait de ces altérations une étude minutieuse et complète.

Tout d'abord, la dent présente au niveau de son collet une légère infection embrassant plus ou moins complètement le pourtour de la dent ou disposée en plaques irrégulières.

« Plus tard, dit Magitot, le périoste présente un décollement dans la partie primitivement atteinte et la congestion a gagné vers le sommet de la racine. C'est à ce moment que la couche de cément se trouvant découverte se prend d'ostéite, puis de nécrose, et sa disparition par places donne à la racine une apparence rugueuse ».

À mesure que la lésion a progressé vers l'apex, le ligament alvéolo-dentaire s'est laissé dissocier et détruire et ses débris se mêlent au pus et remplissent l'espace alvéolaire.

Sur la racine de la dent il se forme des plaques de cément de nouvelle formation, mais, en même temps l'infection progresse vers l'intérieur, envahit la dent par infiltration de ses canalicules et bientôt la pulpe infectée se nécrose non sans avoir occasionné au malade des douleurs aiguës.

Du côté de la gencive, la lésion la première en date est, ainsi que Quilliot l'a bien montré, une légère rétraction qui met à nu la racine dans sa partie la plus voisine du collet

Plus tard, la gencive se tuméfie et s'ulcère ainsi que nous l'avons vu et des fongosités se développent.

Ces lésions seraient, pour nombre d'auteurs, déterminées par l'irritation causée par la présence du tartre.

« Le tartre, dit Ombredanne, s'accumule au collet de la dent dans le sillon que constitue à ce niveau la muqueuse gingivale amincie. Il forme là une collerette inégale, de section irrégulièrement triangulaire dont la base adhère à la dent, dont le sommet menace la gencive, à peu près comme fait l'ongle incarné. Cette masse de tartre dure, irrégulière et septique, sur laquelle la muqueuse vient frotter et se comprimer pendant la mastication, agit à ce niveau vis-à-vis d'elle comme un corps étranger vulnérant et infectant tout à la fois ».

Le rebord alvéolaire enfin, présente, lui aussi, des lésions et nous avons vu combien celles-ci pouvaient être précoces. C'est, somme toute, un processus d'ostéite raréfiante aboutissant à la destruction de la partie osseuse, destruction lente, progressive et sans réaction d'aucune sorte. Il est cependant des cas où le processus est plus aigu et où des portions de rebords alvéolaires se nécrosent et forment des séquestres.

D'ordinaire la résorption osseuse n'intéresse que le rebord alvéolaire et s'arrête dès que celui-ci est disparu, mais nous savons que dans certaines formes liées au tabes et à la syphilis, la destruction peut se poursuivre beaucoup plus loin, intéresser le corps même des maxillaires, surtout au niveau du maxillaire supérieur, perforer le voile du palais, ou faire communiquer le fonds de l'alvéole avec le sinus. C'est pour cette raison que cette forme, un peu spéciale, a été décrite sous le nom de mal perforant buccal.

Au point de vue microscopique, l'étude des lésions a été faite par Malassez et Galippe et ces auteurs ont trouvé sur les coupes de gencives et de dents de nombreux microbes de la flore buccale.

Dans le pus issu de l'alvéole on retrouve ces mêmes microorganismes ainsi que les éléments des tissus détruits. Malassez a attiré l'attention sur un point spécial de l'évolution de la muqueuse au niveau du rebord alvéolaire. A cet endroit, en effet, la muqueuse vient tapisser la paroi osseuse de la cavité alvéolaire et, s'enfonçant comme un coin entre la racine et le tissu alvéolaire vient ainsi contribuer, en détruisant les moyens de fixité de la dent, à isoler celle-ci et à favoriser son expulsion.

On peu enfin constater également la présence de fongosités au niveau de l'apex. A cette période la pulpe est détruite, la dent a pris la teinte caractéristique, plus sombre et opaque particulière aux dents mortes.

La racine est le siège de résorptions irrégulières plus ou moins marquées et dont le maximum se retrouve dans la région apicale.

DIAGNOSTIC.

A la période d'état le diagnostic n'est pas difficile ; si l'on constate les symptômes cardinaux que nous avons énumérés précédemment on ne pourra avoir aucune hésitation. On s'appuiera surtout sur ces trois éléments : la déviation et la mobilité de la dent ; la suppuration intra-alvéolaire, mise en évidence par la pression digitale du bord de la gencive plus ou moins altérée ; et, enfin, l'extension de la lésion à plusieurs dents voisines ou éloignées.

On ne confondra pas, de cette façon, la pyorrhée alvéolo-dentaire avec une mono-arthrite, complication de carie.

La gingivite n'est pas discontinue et ne présente pas de suppuration intra-alvéolaire appréciable.

La gingivite tartrique dans ses formes graves pourrait cependant, parfois, en imposer pour une pyorrhée ; les gencives sont spongieuses et suppurantes, les dents sont incrustées de tartre, le traitement est alors la véritable pierre de touche ; car, après un nettoyage bien fait la guérison survient en moins d'une semaine.

De même, la stomatite sera distinguée par l'absence de lésions profondes, par la notion des causes étiologiques et par son évolution.

Les fongosités et les tumeurs du périoste, décrites par

Magitot, sont des lésions rares ; elles seront d'ailleurs recon-
nues à ce qu'elles sont isolées, limitées à une seule dent ; il en
sera de même des calculs apexiens ; de la résorption spontanée
des racines.

Dans tous ces cas, la lésion est unique, l'arthrite suit une
marche inverse de celle que l'on observe dans la pyorrhée alvéolaire. car elle progresse de l'apex vers le collet de la dent.
D'autre part, Pierre Robin rattache à l'odontoptose la chute
des dents par résorption spontanée des racines; c'est d'ailleurs
une lésion rare et mal connue,

Le diagnostic est beaucoup plus difficile lorsqu'il s'agit de le
porter dès le début en absence de tout signe pathognomonique.
C'est alors que l'on apportera à la recherche des petits signes
réunis par Frey, une attention toute particulière. On s'enquer-
ra en même temps de l'état général, et, si l'on peut, dès cette
époque, dépister un tabes commençant, une albuminurie ou
une glycosurie, on aura rendu au malade un double et sérieux
service.

PRONOSTIC.

« Ce qui est singulier, dit Fauchard, et que j'ai observé, c'est que ceux qui ont été traités de cette maladie par des remèdes intérieurs, soit qu'ils fussent antiscorbutiques, soit qu'ils fussent différents n'en ont point étés guéris... J'ai encore remarqué que lorsqu'on avait perdu des dents par cette maladie, leurs alvéoles et leurs gencives s'étaient si bien réunies, cicatrisées et consolidées qu'il n'y paraissait plus aucune matière purulente. On doit conclure de ce que je viens de dire que cette maladie ne se guérit radicalement que lorsque les dents qui en sont affectées sont hors de la bouche ».

Jourdain est du même avis ; il n'admet pas que cette affection puisse être guérie et met sur le compte d'erreurs de diagnostic les cas signalés de guérison.

« J'ai connu, dit-il, beaucoup de personnes qui ont été réellement attaquées de la maladie dont il s'agit, que l'on a traitées même par les moyens que l'on dit avoir réussi et je puis protester que je n'en ai pas encore vu une seule que l'on ait guérie ».

Depuis Fauchard, et grâce aux progrès accomplis, ce pronostic si sombre s'est complètement transformé, au point que l'on peut dire actuellement que la pyorrhée alvéolo-dentaire guérit. La précocité de l'intervention est d'une importance capitale, alors le traitement local tel que nous l'exposons plus loin, aidé d'un traitement général approprié, peut donner des résultats tout à fait remarquables. Il est un fait sur lequel nous avons précédemment insisté et qu'il nous faut cependant rappeler ici, c'est que la résorption osseuse du bord alvéolaire se poursuivra, souvent avec une extrême lenteur, mais malgré tout. « Suivant la diathèse, dit Pierre Robin, suivant le polymicrobisme buccal, la chute des dents viendra plus ou moins tôt, mais elle est inéluctable ». Il ne saurait donc être, à proprement parler, question de guérison au sens absolu du mot, mais il faut s'entendre. Il ne reste pas moins acquis que, grâce au traitement que nous préconisons, on peut débarrasser le malade des accidents septiques surajoutés, des complications multiples qui le guettent. On voit alors la gencive se cicatriser, le ligament alvéolaire récupérer ses fonctions et cela d'autant mieux qu'il sera moins altéré, la dent vacillante se raffermir.

Parallèllement, les phénomènes subjectifs, parfois si pénibles, disparaissent ; l'état général s'améliore sous l'influence d'une alimentation plus subtantielle, d'une meilleure mastication, et le malade conserve pendant 10, 15, 20 ans et plus, dans les cas favorables, une dentition saine et d'une solidité suffisante.

Nous savons, au contraire, qu'en l'absence d'un traitement judicieusement institué, les accidents septiques précipitent l'évolution de la maladie par destruction des parties molles, lésions de la racine, accidents de pulpite, sans compter que la résorption osseuse de la paroi alvéolaire est *indubitablement aggravée et accélérée* dans sa marche par toutes ces lésions de voisinage et en quelques mois, en quelques années au plus, le malade est privé de la majeure partie de ses dents. Nous savons, enfin, que cette chute des dents ne va pas sans inconvénients multiples et que mille complications de toutes sortes sont possibles, dont quelques-unes fort graves.

Un point de pronostic est relatif à la cicatrisation de la plaie osseuse et gingivale créée par la chute de la dent expulsée. Nous avons vu que, d'une façon à peu près constante cette plaie se cicatrisait très vite et très complètement au point qu'il n'en restait bientôt plus aucune trace. Cependant, le rebord alvéolaire peut souvent continuer à se résorber. disparaître presque complètement et apporter un empêchement grave à la rétention des appareils de prothèse.

TRAITEMENT.

Au début de ce chapitre si important, puisque la pyorrhée alvéolo-dentaire ne peut guérir lorsqu'elle est abandonnée à elle-même, nous citerons les paroles d'un de nos maîtres, le Docteur L. Cruet : « Les résultats absolument remarquables que l'on peut obtenir par un traitement rationnel reposent sur ce fait d'observation qu'une dent, que des dents, peuvent rester dans la bouche avec un degré de solidité suffisante pour remplir leur fonction alors même qu'elles ne sont plus maintenues en place que par une portion très réduite du tissu alvéolaire et de ligament sain. On peut affirmer que la moitié, qu'un tiers même de la surface saine de la racine permet de conserver l'organe à condition que la maladie soit enrayée et la suppuration tarie. Ni l'abondance de la suppuration, ni l'étendue des décollements gingigaux, ni la mobilité extrême des dents ne suffisent à justifier l'abstention.

Fauchard pensait que des soins préventifs pouvaient peut-être empêcher la maladie de prendre naissance ; celle-ci, une fois déclarée, on ne pouvait plus guère espérer obtenir autre chose qu'un ralentissement dans son évolution.

« On peut, néanmoins, éloigner cette perte, par les moyens suivants qui sont de tenir les dents bien nettes, d'en dégorger les gencives, quand elles en ont besoin, de les frotter fortement tous les jours avec le bout du doigt... Il faut encore avoir soin de se bien laver la bouche après les repas avec un peu d'eau et de vin mêlés ensemble et observer à chaque fois d'appuyer fortement le doigt sur les gencives en les frottant, afin d'en expulser le pus qui sans cela les consumerait, et rongerait les alvéoles... »

Bourdet propose de consolider les dents branlantes avec des fils ou des feuilles d'or. Il signale aussi le rôle du tartre, propose son abrasion, jointe à l'excision des gencives et rapporte trois observations où cette pratique fut suivie de guérison.

Marchal de (Calvi), Carrière, etc., préconisent pour des raisons que nous avons examinées plus haut, l'application d'iode, surtout sous forme d'eau iodée, et l'administration d'iodure de potassium à l'intérieur.

Graves, puis Trousseau et Pidoux, conseillent également le traitement ioduré.

Pons gradue l'importance du traitement suivant la gravité du cas. A la première période de gingivite, il fait des cautérisations au nitrate d'argent sur la gencive et prescrit des rinçages de bouche bi-quotidiens avec une cuillerée de rhum ou d'eau-de-vie et des soins minutieux de propreté.

A la seconde période, où l'alvéole est envahie, le traitement précédent serait le plus souvent suffisant, si non il recourt aux dentifrices, au tanin.

Enfin, à la troisième période, caractérisée, toujours d'après lui, par une suppuration plus nette, il adjoint au traitement local l'administration d'iodure de potassium à l'intérieur.

D'autres traitements furent également préconisés; le plus souvent les phénomènes surajoutés disparaissaient momentanément, donnaient l'illusion d'une guérison complète mais il n'y avait là qu'une apparence trompeuse vite démentie par les événements.

Aussi Magitot pouvait-il affirmer, en 1867, que l'on n'avait obtenu aucun résultat sérieux avec les divers traitements préconisés qu'il rappelle en quelques lignes, pas plus à la suite de l'excision de la gencive suivie de la cautérisation de la dent dénudée, ainsi que l'avaient pratiquée Bourdet et Toirac, que par les applications d'alun et les cautérisations au nitrate d'argent préconisées par Velpeau. Magitot n'accorde aucune importance au traitement iodé, non plus qu'aux applications locales de perchlorure de fer vantées par Vidal, et il préconise un traitement nouveau basé sur l'application tous les six ou huit jours au collet de la dent et dans l'alvéole d'anhydride chromique joint à des scarifications gingivales. Il prescrivait conjointement un traitement général où l'antiseptie intestinale, le traitement de la diathèse et l'absorption de chlorate de potasse jouaient le plus grand rôle. Il vante, en outre, l'influence favorable des douches sulfureuses.

Ce traitement jouit pendant un certain temps d'une vogue assez considérable ; mais pas plus que ses devanciers il ne guérissait la maladie et pas plus qu'eux il ne devait échapper à la critique.

Aguilhon de Sarran préconisa une autre méthode ; il proposa de traverser le fond du clapier en passant par la gencive et la paroi antérieure de l'alvéole avec un séton de soie floche ; de plus, il prescrivait l'usage interne du chlorure de magnésium.

Arlen (de Chicago) emploie l'iodure de zinc et l'éther iodoformé. Kirk, une solution d'aristol à 10 0/0. James le sulfate de quinine. Charles Atkinson se sert d'une pâte caustique à la potasse et au phénol, toute l'Ecole américaine fait usage de l'eau oxygénée.

On a préconisé également les attouchements au chlorure de zinc, à l'acide sulfurique aromatique à 10 %, à l'acide lactique ; les injections de pâte au sous-nitrate de bismuth (G. V. Black, de Chicago), l'acide chlorhydrique, la destruction des clapiers et des gencives décollées par le thermocautère, l'introduction électrolytique du zinc sous la gencive (J. Mendel), l'acide sulfurique ordinaire ($SO^4 H^2$) (Hugenschmidt, 1896), l'acide pyrosulfurique ou de Nordhausen ($S^2 O^7 H^2$) (Pierre Robin, 1902) ; le fluorhydrate de fluorure d'ammonium : ($AzH^4 F$, HF) (J. Head, de Philadelphie).

A propos de ce dernier topique, nous ferons remarquer en

passant que la description de son mode de préparation nous fait conclure à la présence de fluorhydrate de fluorure d'ammonium, c'est-à-dire à un sel acide. Ce corps, qui attaque à froid et à sec le verre réagira, en effet, sur les dépôts de tartre ; mais réagira également sur les éléments minéraux de la dent quoi qu'en prétende l'auteur du traitement.

Nous ne citerons que pour mémoire l'essai fait par Frédéric Hecker dans ces derniers temps, du traitement de la pyorrhée par une vaccine obtenue en isolant dans chaque cas l'agent pathogène.

Depuis longtemps déjà, la notion pathogénique du tartre superficiel et sous-gingival intervenant, son abrasion s'imposa et le curettage sous-gingival précéda bientôt toutes les applications de topiques : ce fut surtout l'école américaine qui en développa l'instrumentation.

Le traitement par l'application de l'acide pyrosulfurique ou de Nordhausen ou acide fumant nous rentiendra seul, précédé d'un curettage sous-gingival. Il fut décrit pour la première fois par notre maître le docteur Pierre Robin qui en est l'auteur. C'est celui que nous avons adopté comme donnant incontestablement les meilleurs résultats et les plus rapides.

Nous diviserons ce chapitre de la façon suivante en traitant un malade à la période d'état :

1. Soins qu'effectue le malade avant toute intervention ;
2. Ablation du tartre coronaire ;
3. Extraction des dents ou racines dont la suppression est jugée nécessaire ;
4. Fixation et immobilisation des dents branlantes par divers procédés ;
5. Curettage sous-gingival, extirpation du tartre dangereux ;
6. Le topique : son action, son application ;
7. Soins post-opératoires immédiats ; soins post-opératoires médiats ;
8. Soins après le traitement ;
9. Traitement de l'état général.

1° Soins qu'effectue le malade avant toute
intervention

Nous supposerons qu'un pyorrhéique en période d'état vient nous consulter. Plusieurs dents présentent une mobilité anormale, certaines sont même déviées et allongées, les gencives décollées, rouges, épaissies, fongueuses, sont refoulées à certains endroits par le tartre coronaire, et lorsqu'on presse la gencive, on fait sourdre au niveau du collet des dents un pus épais plus ou moins mêlé de sang. L'haleine est fétide, l'état général souvent mauvais, et le moindre attouchement des gencives détermine de petites hémorragies locales.

Dans ces conditions, il est souvent imprudent de toucher immédiatement à la bouche de son malade, on doit le préparer, lui désinfecter la bouche. Et, pour ce faire, on prescrira en premier lieu le brossage énergique des gencives et des dents avec une brosse dure, en suivant la technique indiquée au paragraphe : Soins après le traitement (page 63). On fera employer une pâte dentrifice neutre. Le malade se rincera la bouche avec de l'eau oxygénée étendue d'eau tiède, une cuillerée à soupe d'eau oxygénée pour un grand verre d'eau. Il effectuera les brossages 4 fois par jour, le matin et le soir pendant 5 minutes, *montre en mains*, et après les repas un peu plus rapidement.

Le brossage du soir et du matin sera suivi d'une grande irrigation buccale comme elle est décrite au paragraphe 7 : *Soins opératoires immédiats* (page 61).

On aura soin de prévenir le malade que ses gencives vont saigner abondamment et que cela est utile; car, depuis longtemps, en général, ce malade n'osait pas se brosser la bouche par crainte de petites hémorragies, et on profitera du moment pour commencer à lui faire comprendre la nécessité absolue d'un brossage énergique et intelligent.

2° Ablation du tartre coronaire

Lorsque les enduits mous superficiels auront été enlevés par les soins précédents, lorsque les gencives décongestionnées seront moins rouges, saigneront moins facilement, lorsque l'haleine du malade sera meilleure ; on commencera à enlever le tartre coronaire à l'aide de grattoirs appropriés.

Nous utilisons habituellement les instruments suivants :
Lancette dentaire n° 4.

Grattoirs n° 3, 8, 33 et 34, 61, de la série choisie de 62 grattoirs de S. S. White ;

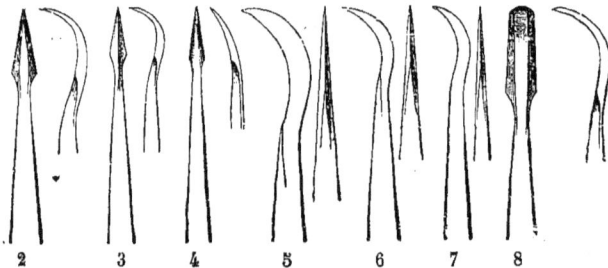

Série sélectionnée de 62 grattoirs de S. S. White

Les séries que nous employons aussi bien pour le tartre coronaire que pour le tartre sous gingival, résultent d'un choix portant sur une des collections variées d'instruments que les divers auteurs ont dessinés. Nous avons d'abord été guidé par l'expérience de nos maîtres et en particulier les docteurs Rodier et Chompret dans leurs services stomatologiques des hôpitaux de Paris. Nous les donnons en pensant que chaque praticien pourra s'en servir pour la sélection et les modifications que son mode opératoire lui suggèrera dans la suite.

La lancette n° 4 sert à détartrer les faces latérales et jugales des 10 dents antérieures. Tenue à la manière d'un porte-plume, l'annulaire et l'auriculaire de la main droite prenant point d'appui sur l'arcade dentaire inférieure ou sur la main gauche, elle attaque les dépôts de tartre en passant entre eux et l'émail, en allant de la face labiale de la dent du centre vers l'espace proximal, la pointe dirigée vers la gencive et suivant le contour du feston gingival.

Pour le maxillaire inférieur, le manche de la lancette est tenu horizontalement. L'opérateur étant placé en face du patient, le pouce de la main gauche rabat la lèvre inférieure et sert de point d'appui; l'index de la même main serre l'arcade dentaire du côté lingual; la pointe de la lancette part là encore du centre de la face labiale pour enlever le tartre le long de la gencive vers la surface proximale.

Le grattoir n° 3 est une petite faucille à section triangulaire; le n° 8 est une lame plate recourbée à surface tranchante arrondie.

Ils agissent par traction, le second sur la face linguale des incisives, le premier dans tous les espaces proximaux. Sur ces points, son action est complétée par l'usage du grattoir n° 61, lame plate, flexible et tranchante par son extrémité seulement qui détache par poussée le tartre des espaces proximaux des dents antérieures.

On commencera, par exemple, par la face linguale des incisives inférieures éclairant cette face avec le miroir et en prenant un point d'appui avec les doigts libres de la main qui curette. On lira avec fruit les excellents conseils donnés à ce propos par Johnson dans son livre

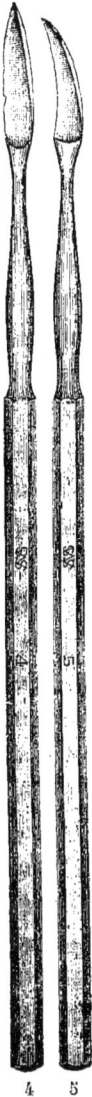

4   5

Figure 2

intitulé : *Principes et technique de l'obturation des dents*, traduit par P. Gires et G. Robin.

On devra faire cette opération en plusieurs fois pour ne pas fatiguer le malade, il s'habituera peu à peu aux longues séances et, entre temps, le médecin fera continuer strictement l'hygiène déjà prescrite.

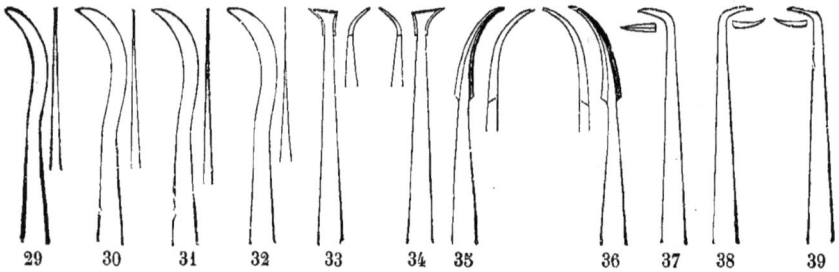

Figure 3

3° Extraction des dents ou des racines.

Le tartre coronaire aura été enlevé, en ayant soin de ne pas léser les gencives par des échappées d'autant plus faciles que le tartre les recouvre souvent en partie, et empêche d'en voir leurs limites ; on extraiera ensuite toutes les racines infectées et même les dents dont l'alvéole totalement ou presque complètement détruite ne permet pas d'espérer une chance de consolidation, même relative.

Les soins antiseptiques de la bouche devront alors redoubler, car il ne faut pas oublier que l'on opère dans un milieu septique et en état de moindre résitance.

4° Fixation et immobilisation des dents branlantes par divers procédés.

Tous les moyens de fixation suggérés par l'ingéniosité des divers opérateurs ont été employés. Le docteur Franck Houston, dans son article du « Dental Cosmos » (Avril 1909), s'exprime ainsi : « De même qu'une fracture osseuse ne consolidera que si on l'immobilise, de même l'union d'une nouvelle membrane alvéolaire ne se produira avec la racine que dans des conditions d'immobilité et d'antiseptie.

Pour arriver à obtenir cette immobilité nécessaire, deux catégories d'appareils sont préconisés :

a) *Les appareils en fils métalliques souples*, entourant les dents branlantes et les immobilisant grâce aux points d'appui pris sur les dents saines. Citons à ce propos ce que Fauchard dit, à la page 120 de son livre (tome 2), à propos de la façon d'assujettir les dents branlantes avec un fil d'or :

...« Le dentiste étant devant la personne ou à côté. Pour lors, il passe le milieu de son fil dans l'espace de quelques-unes des dents les plus solides et les plus voisines de celles qu'il faut assujettir. Ensuite, il prend les deux bouts de ce fil, les fait passer en les tenant toujours un peu fermes de dedans en dehors et de dehors en dedans entre la dent solide et celle qui est chancelante. Lorsque ces deux bouts de fils d'or ont été croisés dans ce premier intervalle, on continue de même, en les croisant à chaque intervalle, jusqu'à ce qu'on soit parvenu à celui des deux premières dents du côté opposé..... De là on revient de nouveau passer ce même fil par tous les endroits où on à déjà passé, ce que l'on réitère jusqu'à trois ou quatre fois si c'est nécessaire... Lorsqu'on est parvenu à la dernière dent ébranlée, et que tous les tours de ce fil sont finis, on fait avec chaque bout de ce même fil deux tours de suite en embrassant celle-ci : après quoi on retord les deux bouts de ce fil ; on les coupe à une ligne ou environ de la dent. les retordant de nouveau avec les pincettes à horloger, autant qu'il est nécessaire, et les engageant dans l'intervalle, vis-à-vis duquel on les a retordus..... A mesure que le fil d'or s'applique sur les dents, on doit l'arranger à fleur de la gencive avec une sonde mousse ou un des petits introducteurs dont on se sert pour plomber les dents ».

Ces appareils, simples à poser, présentent le grave inconvénient de n'apporter qu'une immobilité relative ; de plus, ils sont d'un nettoyage difficile et ne permettent pas toujours d'assurer une antiseptie rigoureuse.

On pourra également fixer temporairement les dents mobiles avec des fils de soie plate ou cirée, on appliquera les ligatures de Fauchard, on trouvera aussi dans le livre d'Angle des procédés intéressants de ligature.

b) *Les appareils fixes*, véritables ponts métalliques prenant comme point de support les dents saines.

Les dents mobiles sont maintenues en place par l'intermédiaire d'un pont s'adaptant exactement sur la face linguale des dents.

Ce pont porte des pivots métalliques qui s'insèrent dans la cavité pulpaire et dans le canal. L'appareil est scellé au ciment et peut être laissé en place indéfiniment sans aucun inconvénient pour le malade.

Nous devons faire ici une place spéciale à l'appareil décrit par le docteur Lucchési. (La Stomatologia, Mars 1910.)

Il s'agit d'un cas dans lequel, à part les quatre incisives supérieures, les autres dents étaient assez solides, les dents canines offrant le maximum de solidité.

Voici, en détail, la technique opératoire suivie :

« Je taillai une lamelle dans une feuille de platine, dont je me sers habituellement comme matrice pour les obturations en porcelaine, à haute fusion. Je lui donnai une longueur de 4 centimètres environ, la posai horizontalement sur la face labiale des 4 incisives et des 2 canines qui devaient me servir de point d'appui.

‹ Je pris soin de tenir la lamelle à une certaine distance de la gencive. Puis, après avoir pris le plus de précautions possibles pour obtenir le maximum d'immobilité des dents sur lesquelles je devais opérer, au moyen d'une boulette de cire ramolie appliquée sur la face linguale, je cherchai à reproduire avec la feuille de platine toutes les sinuosités et les espaces inter-dentaires depuis la canine gauche jusqu'à celle de droite, en appuyant doucement avec du coton et des morceaux d'amadou. Si j'avais retiré aussitôt la bandelette de platine qui avait déjà épousé toutes les ondulations, elle aurait évidemment souffert certaines modifications. Pour y remédier, j'étendis sur toute la longueur une couche de cire à modeler ; cette dernière une fois ramollie, me permit, en exerçant quelques légères pressions avec le doigt, de prendre d'une façon plus exácte les reliefs et les sinuosités des six dents.

« Je laissai la cire durcir et pus alors enlever le tout sans faire subir à la feuille de platine le moindre changement de forme.

« Je posai ensuite cette barrette sur une pâte faite d'un mélange ordinaire de plâtre et de terre à mouler; le tout durci, je plongeai la c re dans l'eau bouillante et fis couler à sa place, sur la feuille de platine, de l'or à 18 carats. Grâce à ce procédé, j'obtins une barrette métallique solide et non flexible. Cette partie de l'appareil put s'adapter avec une grande précision sur toute la surface externe des six dents et s'insinuer légèrement dans les quatre espaces inter dentaires, ce qui me permit, cette fois, et avec plus de précision, de maintenir les dents fixes pour la prise de l'empreinte dans la partie linguale.

« J'exécutai ensuite la seconde pièce de l'appareil, et profitant de l'espace existant en haut entre les deux incisives centrales, je fixai les deux barrettes entre elles au moyen d'une vis très fine. En serrant cette vis, les deux barrettes se rapprochaient uniformément; elles parvenaient à étreindre solidement et exactement les quatre incisives en exerçant une certaine pression à leurs extrémités sur les deux canines. La solidité de tout l'appareil et avec lui des quatre dents branlantes était assurée grâce à ce fait que les deux canines offraient deux points d'appui très solides. »

Cet appareil d'une conception simple et d'une réalisation facile se prête fort bien à un nettoyage par suite de son facile démontage et sa remise en place.

D'autres opérateurs, et parmi eux Charles Smith, fixent le pont rétenteur sur les dents saines par l'intermédiaire d'un pivot et d'un bloc d'or. Les dents malades branlantes sont immobilisées par le pont réunissant les dents saines.

Le procédé de fixation du pont avec les dents saines se fait par les couronnes dites de Carmichael.

La dent destinée à recevoir la couronne de Carmichael se prépare de la façon suivante : on creuse un sillon transversal sur la face lingale de la dent et perpendiculairement à son axe, on le prolonge ensuite sur les faces mésiale et distale jusqu'au voisinage de la racine. Ces rainures sont destinées à assurer une rétention mécanique et doivent, par conséquent, être creusées assez profondément, et les deux rainures des faces proximales doivent être parallèles pour permettre la mise en place et l'enlèvement de l'appareil. La dent est ensuite meulée sur sa face lingale de façon à donner à ce côté une surface parallèle à la direction des rainures proximales.

Ceci fait, on prend un fil de platine que l'on courbe en forme d'U de façon à ce qu'il s'adapte exactement à l'intérieur de la rainure. On reconstitue ensuite à la cire sur la face linguale meulée le contour primitif de la dent, on coule en or le modèle ainsi obtenu et on le réunit au pont avec de la soudure. On obtient un pont d'une rigidité et d'une solidité considérables, il ne reste plus qu'à le fixer en place avec du ciment comme un pont ordinaire.

5° Curettage sous-gingival.

Lorsque les dents ont été immobilisées par l'un des moyens que nous avons indiqués précédemment, que la bouche du patient, le champ opératoire ont été convenablement préparés par des brossages répétés, de grandes irrigations et le grattage des masses de tartre, on doit procéder au curettage sous-gingival.

L'ablation du *tartre dangereux* exige une grande délicatesse et une technique sévère.

On opère sous la gencive, le toucher est le seul guide : « Il doit nous permettre, dit C. N. Johnson, de distinguer exactement par les impressions que transmet à vos doigts l'instrument qui passe le long de la racine de la dent, si ce que touche la pointe est du tartre ou du tissu dentaire : vous devez être capable de percevoir ceci, non pas à cause du volume du dépôt; mais en raison de sa consistance et de sa densité. Il y a à ce point de vue une différence marquée entre le tissu de la dent et le dépôt calculeux dont nous parlons. Efforcez-vous de percevoir la sensation que vous transmet votre grattoir ; vous savez qu'un instrument effilé, passant sur le tissu radiculaire, l'entamera facilement, le pèlera, pour ainsi dire, à peu près comme il le ferait sur un os frais. Vous aurez la sensation d'une substance relativement douce et molle dans laquelle le grattoir mordra aisément.

L'impression ressentie est tout à fait différente pour les dépôts calcaires qui nous donnent, par l'intermédiaire du grattoir, la sensation d'une substance dure et pierreuse, qui offre une résistance sérieuse qu'on ne peut fragmenter ou qu'on ne peut déloger qu'en masse... il faut une très grande patience et une grande persévérance pour enlever ces dépôts, mais il il est de notre devoir strict de ne pas en laisser la |moindre parcelle. »

Cette opération, parfois très douloureuse, exige fréquemment l'emploi d'anesthésiques locaux.

Le mélange de Bonain est parfait pour cet usage; il est composé comme suit :

Phénol pur cristallisé............ ⟩
Menthol........................ ⟩ â... 1 gramme.
Chlorhydrate de cocaïne........ ⟩
Chlorhydrate d'adrénaline........ 1 milligramme.

F. S. A. Usage externe.

On en imbibe de petites mèches de coton que l'on insinue sous la gencive au collet de la dent et on laisse en place 5 minutes; on peut opérer ensuite en n'infligeant qu'une douleur très supportable.

On pourra également, à l'aide de la spatule de platine qui nous servira à appliquer le topique, insinuer sous la gencive du chlorhydrate de cocaïne en cristaux ; pour cela, on trempe la spatule dans de l'eau et on la plonge dans des cristaux de cocaïne qui y adhèrent; on peut ainsi en bourrer l'espace sous-gingival et au bout de 5 minutes une anesthésie suffisante est obtenue.

Des mélanges de cocaïne, chloroforme et menthol ont été également préconisés.

La novocaïne remplacera avantageusement la cocaïne surtout, lorsque dans des cas d'hyperesthésie, on sera forcé de pratiquer l'anesthésie locale par des injections dans le tissu gingival. Les injections de novocaïne et d'adrénaline seront préférées à tout autre chose.

Solution à 2 % de novocaïne. Adrénaline une goutte de la solution au millième, par centimètre cube.

Les instruments à choisir doivent pouvoir permettre :

a) D'enlever tous les dépôts et corps irritants de la racine;

b) De laisser la racine polie pour permettre au tissus de cicatrisation d'adhérer à sa surface ;

c) De causer le minimum de dégats aux tissus voisins.

Cette dernière condition est très importante, étant donné que les lésions du bord gingival sont souvent longues à se cicatriser et le reconstituent rarement dans son intégrité première.

Les instruments devront être d'une forme dégagée et solide.

Jusqu'à ces dernières années, les instruments recommandés étaient ceux qui permettaient d'enlever les dépôts en poussant. En 1886, le docteur G. V. Black, dans son Traité intitulé « American system of operative dentistry » écrivait : « Les instruments destinés à cette opération doivent pour la plupart, être construits de façon à opérer en poussant ; les instruments recourbés ou crochus, manœuvrés en tirant dans la direction de la main de l'opérateur peuvent rendre des services quand il s'agit d'enlever des masses considérables de calculs salivaires, mais ils sont d'une d'une bien moindre valeur pour l'ablation des petits dépôts situés loin sous la gencive. C'est pour cela qu'il faut éliminer les instruments en forme de crochets pour leur substituer des pointes allongées destinées à opérer en les poussant. »

L'opinion émise par le docteur Black fut acceptée par la grande majorité des opérateurs et la première réalisation pratique de cette idée fut faite par la série de six instruments spéciaux dus à Geo H. Cussing.

Ces instruments jouirent à le ur heure d'une très grande vogue ; malheureusement leur usage était très douloureux, et peu de patients avait le stoïcisme de supporter la série des nombreuses séances nécessaires. Aussi chercha-t-on a construire des modèles tout aussi efficaces et moins pénibles pour le malade.

Le docteur C. M. Carr a construit une série de 40 instruments dont les principales caractéristiques sont les suivantes :

La partie tranchante est constituée par un petit crochet très délicat et dégagé quoique robuste, destiné à être porté au-delà des dépôts calcaires qui sont accrochés et retirés vers la couronne de la dent, supprimant ainsi la cause de l'irritation locale.

Chaque instrument est construit de telle façon que la tige repose sur la racine à une très courte distance du crochet. L'opérateur est ainsi guidé dans son travail et risque bien moins de laisser glisser l'instrument, évitant ainsi les lésions des tissus voisins.

Il est également averti du moment où, tous les dépôts étant enlevés il risquerait d'user la racine ou d'y creuser des sillons.

Le bord tranchant est arrondi aux angles latéraux pour éviter les dégats qu'un angle aigu pourrait causer aux tissus. La grande variété des formes permet de suivre toutes les courbures des racines tout en n'utilisant que le minimum de pression sur le tissu enflammé.

Ces instruments sont presques rigides, car la grande variété de leur forme ne nécessite pas de flexion de la lame pour atteindre des points d'un accès difficile.

La sûreté d'opération est augmentée de ce fait. La partie tranchante est constamment sur le prolongement de l'axe du manche, ce qui évite au grattoir de laisser glisser ou tourner entre des doigts au moment où on l'applique avec force.

Lorsqu'à l'aide de ces instruments les dépôts ont été détachés des racines et après le polissage de la racine elle-même, il reste encore à débarrasser l'alvéole des détritus qui s'y trouvent. Cette opération se fait avec une poire à eau et de l'eau chaude que l'on pousse avec force dans les culs-de-sac.

Telle est, dans ses détails, la technique des opérations desti-nées à débarrasser la racine malade des corps étrangers quels qu'ils soient, causes locales d'irritation.

En général, chacun, après quelque temps de pratique, fait un choix parmi les grattoirs proposés et réduit autant que pos-sible leur nombre en composant une série restreinte pouvant s'adapter au plus plus grand nombre de régions possibles.

Dans notre pratique, nous utilisons la série de Henry Tomp-kins, n° 1, 2, 3, 4, la série d'Allport modifiée par Adair n° 4, 5, et 6, et la série de 15 grattoirs de Younger, modifiée par Good.

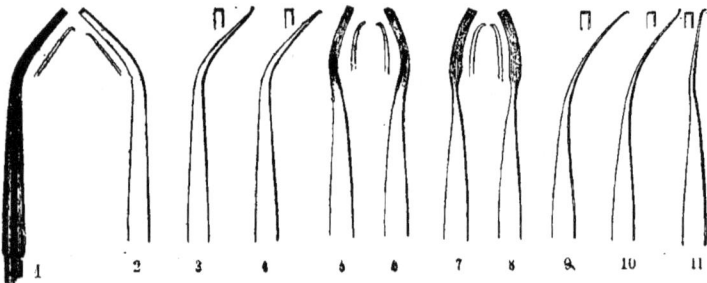

Série de H. Tompkins.

Le détartrage sous-gingival se fait par poussées au moyen des grattoirs 5 et 6 d'Adair.

Dans la série de Younger-Good, les paires 1 et 2 et 7 et 8 sont particulièrement recommandables; elles sont formées par des lames minces et longues tranchantes par les deux bords latéraux et de formes hélicoïdale.

Ces six instruments convenablement maniés épousent la surface des racines des dents antérieures et postérieures, la dis-position des bords tranchants doubles des lames de Good per-mettent, suivant l'indication opératoire, d'ajouter l'action par traction à celle par poussée dans le but de détacher le tartre.

Enfin, les grattoirs n° 1, 2, 3, 4, de Tompkins sont des lames plates, courbées, chacune sur l'axe de l'instrument suivant une direction antérieure ou postérieure droite ou gauche terminées par une légère flexion de la lame formant un crochet tel qu'il est possible de l'introduire sans créer de délabrement au fond des culs-de-sac gingivaux ; de dépasser les dépôts tartriques et d'agir par traction.

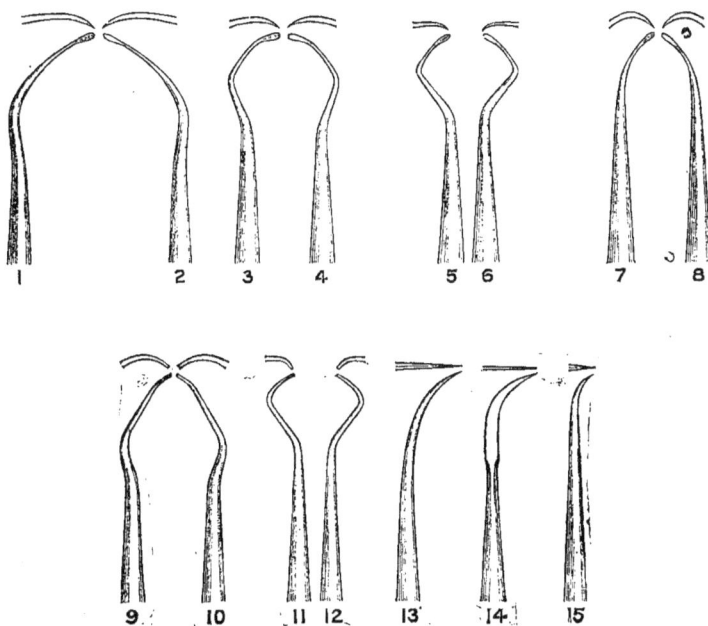

Série de Younger, modifiée par Good.

Nous aurons terminé avec ces instruments en conseillant de les tenir comme un porte-plume, entre le pouce, l'index et le médius, les deux autres doigts, l'annulaire et l'auriculaire devant toujours prendre leur point d'appui, soit sur les dents lorsqu'elles le permettent, soit sur le maxillaire afin d'éviter les échappées toujours dangereuses.

Nous pensons inutile d'insister sur la nécessité toujours présente de stériliser les instruments avant chaque opération.

6° Le topique.

Acide sulfurique de Nordhausen ou acide pyrosulfurique. — L'acide pyrosulfurique, encore appelé acide sulfurique fumant, répond à la formule : $S^2 O^7 H^2$ dont le schéma est :

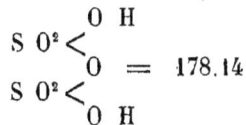

$$S O^2 \underset{\underset{O\ H}{S\ O^2 \diagdown}}{\overset{O\ H}{\diagup}} O = 178.14$$

Il fut longtemps préparé par la calcination du sulfate ferreux préalablement peroxydé.

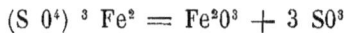

$$(S O^4)^3 Fe^2 = Fe^2O^3 + 3 SO^3$$

Pendant la réaction, il se produit de la vapeur d'eau en même temps que de l'anhydride de telle sorte qu'il se forme un acide fumant qui distille et que l'on recueille dans des petites cornues de grès. Cette acide, qui cristallise en gros cristaux est fusible à 37° degrés répand à l'air d'abondantes fumées blanches. il résulte de l'union d'une molécule d'anhydride SO^3 à une molécule d'acide sulfurique SO^4H^2.

Depuis la facile préparation de l'anhydride sulfurique par le procédé de contact, procédé qui utilise la propriété qu'ont l'oxygène et le gaz sulfureux de se combiner en présence d'un corps poreux (amiante platinée, par exemple), à une température d'environ 300 degrés, on a abandonné la préparation de l'acide de Nordhausen par la calcination du sulfate de fer et on le prépare simplement en additionnant une molécule d'anhydride sulfurique à une molécule d'acide sulfurique,

Soit : 80 d'anhydride.
98 d'acide SO^4H^2.

Ce mélange donne un acide fumant contenant 45 % d'anhydride sulfurique.

Mais cet acide, avons-nous dit, est solide à la température ordinaire et ne fond qu'à 37 degrés, d'où son ancien
nom d'huile de vitriol solide. Il sera donc necessaire, quelques
instants avant l'utilisation, de placer le flacon dans de l'eau à
40 degrés ; dès qu'une partie sera liquide, on en versera quelques gouttes dans un godet. L'emploi devra en être fait aussitôt ; car cet acide s'hydrate rapidement à l'air, et ce qui restera après l'usage sera jeté et non remis dans le flacon.

En pratique, comme il est désagréable d'avoir un acide
solide, on peut employer, soit un acide contenant un peu plus
de 60 % d'anhydride et moins de 73 %. Cet acide est liquide à
la température ordinaire. Il sera composé comme suit :

$$\text{Anhydride sulfurique pur :} \quad 65$$
$$\text{Acide sulfurique pur : } SO^4H^2 \quad 35$$

Ou bien encore, comme le conseille le docteur Pierre Robin,
on peut faire usage d'un acide fumant contenant moins de
40 % d'anhydride.

On opérera de la façon suivante : on placera dans des petits
flacons de verre de 15 grammes bouchés à l'émeri, la moitié ou
un peu plus d'anhydride sulfurique pur, fondu au préalable au
bain-marie. On laissera refroidir et on ajoute alors 1/3 d'acide
sulfurique pur à 66° Baumé.

On laisse en contact à la température ordinaire, et on se
sert du liquide qui surnage au-dessus de la partie solide. Cet
acide contient assez d'anhydride pour donner les effets
recherchés.

Au besoin, on pourra rajouter de l'acide à 66° Baumé tant
que l'anhydride solide restera dans le flacon. En pratique,
point n'est besoin d'ajouter de l'acide liquide, car chaque fois
que l'on ouvre le flacon, la vapeur d'eau de l'air est absorbée
par l'acide qui s'hydrate ; cette eau se trouvant en présence
d'un excès d'anhydride, il se produit de l'acide sulfurique à
ses dépens, dans lequel se redissout de l'anhydride jusqu'à
environ 40 %. Il se réalise ainsi un équilibre qui tend à
conserver une composition fixe à notre mélange tant que de
l'anhydride solide se trouve dans notre flacon,

Si l'on ne veut opérer comme nous venons de l'indiquer on fera préparer un acide ainsi constitué :

> Anhydride sulfurique pur   35
> Acide sulfurique pur SO^4H^2 65

en petits flacons de 15 grammes bouchés à l'émeri.

Pierre Robin recommande, avec raison, d'avoir toujours soin d'essuyer avec un tampon de coton l'acide hydraté qui pourrait rester autour du bouchon avant et après ouverture du flacon.

L'acide sulfurique employé de même que l'anhydride, doivent être purs et blancs, les acides impurs pouvant contenir de l'acide sulfureux, azoteux, azotique, de l'acide sélénieux, de l'acide arsénique et arsénieux, etc., et donner lieu à des ennuis.

Toutes les maisons de produits chimiques et les pharmaciens peuvent livrer les mélanges indiqués plus haut tandis qu'il est difficile, à l'heure actuelle, de se procurer de l'acide de Nordhausen, provenant de la distillation du sulfate ferrique.

Action du topique.

L'acide sulfurique fumant agit comme un caustique énergique et rapide, porté au collet des dents atteintes de pyorrhée ; il détruit la muqueuse et le ligament malade, les clapiers purulents, les éléments pathogènes en s'insinuant partout et cela sans grand délabrement du côté de la muqueuse, du ligament et de la dent, sans formation de produits toxiques pouvant empêcher ou retarder la cicatrisation de l'articulation alvéolo-dentaire, but de notre traitement.

Nous disons sans grand délabrement, en effet, la quantité d'acide portée loco dolenti, nous le verrons à l'application du topique, est minime et son action est limitée d'abord automatiquement par hydradation et par neutralisation due aux humeurs alcalines de l'organisme ; ensuite par le médecin qui arrête net l'action du topique quand bon lui semble, à l'aide d'une solution de bicarbonate de sodium.

Mais, en outre, l'acide sulfurique très concentré que nous employons attaque peu les éléments minéraux de la dent tandis qu'il agit très activement sur les corps organiques, les déshydratant et entraînant une sorte de combustion. Nous allons essayer d'en expliquer les raisons.

L'action de l'acide sulfurique sur la dent ou l'alvéole se résume, en somme, à l'action de cet acide concentré sur les phosphates et carbonates de calcium, les autres éléments minéraux étant négligeables. Le cément le plus exposé à l'acide contient, en effet :

Phosphate de calcium............ 58,7 %

— de magnésium........ 0,99

Carbonate de calcium........... 7,2

cette composition est sensiblement identique à celle des os.

Or, que va-t-il se passer ? Il se formera de l'acide carbonique, de l'acide phosphorique et du sulfate de calcium. Nous laissons de côté les corps intermédiaires. Mais nous savons qu'au contact d'un acide concentré comme l'acide sulfurique que nous employons et de sels solides comme ceux de la dent et de l'alvéole, *les réactions sont très lentes, se font mal,* l'acide n'étant pas ou presque pas ionisé et si nous ajoutons à ces faits la formation de sulfate de calcium peu soluble dans l'eau, insoluble dans l'acide sulfurique concentré, sulfate de calcium qui restera à la surface de la dent et de l'os et qui protégera les parties sous-jacentes au fur et à mesure de sa formation, nous ferons comprendre pourquoi nous disions tout à l'heure : l'action se fera sans grand délabrement du côté de la dent.

Nous ferons remarquer ici qu'il ne serait pas de même si nous employions de l'acide chlorhydrique pur. Cet acide est ionisé, étant une solution de gaz chlorhydrique dans l'eau, il entraînerait une dissolution rapide des éléments minéraux de la dent et agirait peu sur les éléments organiques. En outre, le chlorure de calcium formé, composé, soluble ne constituerait pas de revêtement protecteur.

Ces faits ont, du reste, été démontrés expérimentalement par Pierre Robin qui fit voir que, tandis qu'une dent plongée dans $SO^4 H^2$ met plusieurs mois à se dissoudre, laissant encore un résidu solide de sulfate de calcium, une dent placée dans l'acide chlorhydrique pur est décomposée et solubilisée rapidem nt.

En résumé, nous pouvons dire que l'acide sulfurique agit sur les tissus à détruire d'autant mieux qu'il est plus concentré et plus riche en anhydride et d'autant moins sur la dent, organe à conserver, que ces conditions sont mieux remplies.

Inversement, il agira, et il en sera de même pour tous les acides, d'autant moins sur les éléments organiques et d'autant plus sur la dent, qu'il sera plus étendu.

De ces faits résulte la conséquence pratique suivante, c'est que, lors de l'application du topique, il sera absolument nécessaire d'assécher le plus complétement possible le champ opératoire, gencives, dents, et parties sous-gingivales. Nous renvoyons pour ces précautions à prendre, au chapitre : *Application du topique* (page 58).

Bien entendu, avant de toucher à la dent, l'acide sulfurique réagit sur le tartre qu'il décompose en totalité ou en partie et dont il facilite ainsi l'enlèvement.

L'acide sulfurique, avons nous dit plus haut, agit sans former de produits toxiques ; au contact des matières organiques, il les détruit en donnant du carbone, du sulfate d'ammoniaque, des corps sulfo-conjugés divers n'empêchant pas une rapide cicatrisation, l'escharre formée est blanchâtre, dure, elle tombe, en général, au bout de 48 heures, laissant voir une gencive en voie de cicatrisation avec formation de tissu fibreux. « Nous connaissons, dit M. Balthazard, la rétractilité toute spéciale des cicatrices succédant aux brûlures faites par l'acide sulfurique ».

Le thermocautère, au contraire, bien qu'il puisse rendre dans certains cas de réels services, outre sa rigidité, qui l'empêche d'atteindre tous les points à détruire, à moins de produire des délabrements considérables, coagule à distance les matières albuminoïdes par sa chaleur rayonnante, peut même occasionner des réactions du côté de la pulpe des dents par le même mécanisme et par la combustion ignée des tissus, combustion incomplète dans des conditions particulières, donne lieu à la formation de corps tels que : la pyridine, les les corps cyanés, des amines, des bases toxiques complètes du groupe des ptomaines , etc., qui empêchant la rapide cicatrisation par leur action toxique, donnent une escharre noirâtre qui s'élimine lentement mettant en moindre résistance les tissus environnants.

Application du topique.

La bouche du malade, ayant été préparée comme nous l'avons dit dans un précédent chapitre, il nous reste à étudier l'application de l'acide de Nordhausen.

Nous décrirons cette application suivant la technique de notre maître M. le docteur Pierre Robin telle qu'il l'a enseignée dans ses publications et ses conférences à l'Hôtel-Dieu (1909).

On préparera les instruments et ustensiles suivants :

1° Trois petites spatules en platine ;

2° Un godet en verre pour l'acide sulfurique ;

3° Une solution de bicarbonate de sodium dans l'eau tiède à 10 ou 20 pour mille ;

4° Des bourdonnets et des cylindres de coton hydrophile;

5° Une poire ou une seringue à lavage.

Les petites spatules de platine seront faites de la façon suivante : on prendra un fil de platine mou de 8/10 de millimètre à un millimètre de diamètre et de 4 à 5 centimètres de longueur. On l'applatira à l'une de ses extrémités en forme de spatule mince dont on adoucira les bords à la lime, puis on montera ce fil dans une baguette de verre plein de 12 centimètres de longueur environ. Il suffira pour cela de chauffer au rouge, d'une part, l'extrémité de la baguette, d'autre part, le fil puis de faire pénétrer d'un demi-centimètre environ le fil dans la baguette.

On en fera trois semblables : la première aura son fil presque droit ou légèrement incurvé pour les incisives et les petites molaires ; la seconde aura son fil plié presque à 90°, avec l'axe du manche de verre et sans storsion; elle servira pour les parties vestibulaires et linguales des dents postérieures. — La troisième, aura son fil également plié à 90', mais le plan de sa spatule sera normal au plan de la baguette de la spatule n° 2. lorsque ces deux baguettes seront maintenues l'une contre l'autre ; la dernière servira pour les parties distales et mésiales des dents molaires.

Du reste, chacun pourra donner à ces spatules la forme que bon lui semblera suivant les difficultés rencontrées et sa propre commodité.

Les spatules et les accessoires étant prêts, l'acide pyrosulfurique versé dans le godet , on prévient le malade de la légère doulour qu'il va ressentir et, commençant, par exemple. par l'incisive inférieure droite et se dirigeant à droite, on isole son champ opératoire de la salive en plaçant deux cylindres de coton, l'un en dehors de l'arcade dentaire, l'autre en dedans maintenus en place au moyen du médius et de l'index de la main libre.

On assèche le collet des dents avec un tampon de coton; on insuffle un peu d'air chaud ; puis, plongeant une des spatules dans l'acide sulfurique, on en porte une petite goutte vers le sommet de chaque dent en faisant pénétrer rapidement la spatule sous la gencive sans appuyer, de façon à porter le topique jusque dans la profondeur, tout autour de la dent, le long de ses quatre faces.

On fera attention, d'abord, à ce que la quantité d'acide prise avec la spatule soit minime et ne puisse former une goutte qui tomberait dans le trajet du godet au champ opératoire, ensuite à ce qu'aucune partie d'acide ne coule sur la gencive qui doit être absolument sèche pour que le traitement soit vraiment efficace et enfin, pour les dernières molaires on redoublera de prudence et d'attention afin d'éviter des brûlures du côté de la base de la langue.

On procède par groupe de deux ou trois dents, suivant la rapidité avec laquelle on opère et la sagesse du patient. Aussitôt le groupe traité, on arrosera la région d'eau bicarbonatée et l'on continuera ainsi, d'abord à droite, puis à gauche, ensuite au maxillaire supérieur où un seul bourdonnet de coton, placé dans le vestibule suffira.

On profitera de la première application et du moment où le champ opératoire est isolé de la salive pour procéder à l'ablation des lambeaux gingivaux flottants ou trop hypertrophiés ; on fera quelques incisions en V, l'ouverture étant dirigée vers la couronne de la dent et la pointe du V vers l'apex.

On pourra se servir pour cela d'un fin bistouri coupant bien ou de petits gingivotomes ; l'acide sulfurique faisant l'hémostase et conservant à la gencive la forme donnée par l'incision.

Après le lavage, le bord gingival porte un liseré blanchâtre qui formera l'escharre. Cette escharre dure, imputrescible, s'éliminera sous forme de petits lambeaux, au bout de 24 à 48 heures environ, laissant un bord gingival un peu rouge, quelquefois légèrement saignant ; mais se cicatrisant rapidement.

Dès la première application qui ne peut pas embrasser la totalité des dents, la région traitée change d'aspect ; les gencives sont moins molles, moins turgescentes, leur couleur change, redevient normale, et, tandis que déjà les dents les moins malades se consolident, on a l'impression d'une guérison rapide et évidente.

Le malade lui-même, bien qu'ayant souffert quelques heures après l'application du topique se rend compte de l'amélioration produite, il éprouve dans la bouche une sensation de bien-être que depuis longtemps il n'avait pas ressentie et demande lui-même la continuation du traitement.

Les applications peuvent être répétées tous les huit ou dix jours pour une même région. Avant chaque application, on procèdera à un nouveau curettage sous-gingival qui enlèvera soit les débris organiques et minéraux résultant d'une précédente opération, soit les éléments étrangers, *tartre dangereux* qui n'avaient pu être extraits aux précédents curettages; car il faut bien s'en convaincre, il est impossible en une fois de curretter à fond une racine et une alvéole ; il faut y revenir et cela à plusieurs reprises. En général, après six ou sept interventions dans les cas de gravité moyenne, on peut obtenir la guérison. L'articulation alvéolo-dentaire complètement cicatrisée a consolidé la dent sur le collet de laquelle la gencive guérie, ferme et rosée s'est appliquée.

7° Soins post-opératoires

Soins immédiats : Dans les premiers jours qui suivent l'intervention, les gencives traumatisées sont sensibles et il est impossible au malade d'appliquer les soins d'hygiène buccale ordinaire et, en premier lieu, le brossage des dent.

On ordonnera toutes les deux heures, si possible, un *bain de bouche*, et non un *simple rinçage*, avec une demi-cuillerée à café par grand verre d'eau bouillie tiède de la préparation suivante indiquée par P. Robin :

Formol à 40 °/₀....................	5 grs.
Essence de menthe................	2 grs.
Essence de badiane...............	1 gr.
Essence de wintergreen...........	1 goutte
Alcool à 80°.....................	258 cc.

F. S. A. Usage externe. Pour un bain de bouche de 5 minutes.

Cette solution est concentrée, le malade sera prévenu de ne pas dépasser les doses prescrites afin d'éviter l'effet caustique du formol. Dans les cas où sa docilité sera douteuse on prescrira :

Formol à 40 °/₀ : 1 gr. 50.
Eau : 1000 grammes.

Le soir, avant le coucher, et le matin au lever, on prescrira une grande irrigation de la bouche avec deux litres d'eau bouillie, très chaude, placée dans un bock à injections, comme pour une irrigation vaginale, mais en se servant d'une canule à un seul orifice termal, une canule de Janet, par exemple, ou mieux une canule de Terson ou de Borsch. pour injections sous-palpéprale (voir fig.) et dont on placera l'extrémité successivement dans tous les espaces interdentaires des deux arcades. Le bock sera placé à environ un mètre de hauteur.

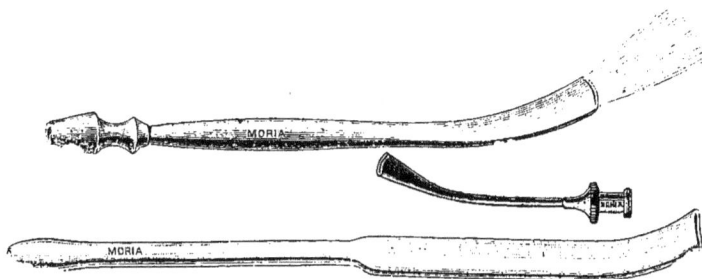

Canules de Terson et de Borsh.

Rien ne peut remplacer ces grands lavages, même pas le bain de bouche le mieux fait, tous les espaces interdentaires sont détergés et, de plus, l'action vaso-motrice de l'eau très chaude vient favoriser d'une façon considérable la guérison. L'eau bouillie à (45 degrés environ) suffit à elle seule, mais on pourra faire cette irrigation avec une décoction très chaude de feuilles de coca ou bien en mettant dans l'eau du bock une cuillérée à café d'inolène (crésols aromatisés), de phénosalyl ou deux cuillérées à café de la préparation au formol indiquée plus haut.

Du reste, nous conseillerons, dans le chapitre « Soins ap ès le traitement », l'usage journalier le soir, avant le coucher, de cette grande irrigation au bock C'set le seul moyen, avons-nous dit, et nous le répétons, de nettoyer sérieusement les espaces interdentaires.

Le soir de l'application du topique, on recommandera une alimentation surtout liquide et des boissons tièdes, on pourra prescrire un des cachets suivants :

Véronal................ 0 gr. 50.

Pour un cachet à prendre dans une infusion chaude une demi-heure avant de se mettre au lit.

Soins Médiats : Aussitôt la gencive cicatrisée, et avant une nouvelle cautérisation, on fera brosser les dents au malade matin et soir et après chaque repas. On continuera de prescrire les grandes irrigations chaudes. On recommandera le massage des gencives tel qu'il est décrit plus loin, (page 64).

8° Soins après le traitement.

Lorsque la guérison de la pyorrhée est obtenue, le malade est sujet à des récidives explicables par la reproduction des causes antérieures. On les évitera en prescrivant la contination méticuleuse des soins d'hygiène buccale et particulièrement :

le brossage des dents,
le massage des gencives,
les irrigations buccales,
la mastication lente et régulière.

La brosse

La brosse, pas trop large, devra être en soies de porc dures ; les touffes de soies seront espacées les unes des autres, formant une surface brossante dentelée.

La partie la plus antérieure de la brosse formera, si possible, une touffe plus élevée que le reste, de façon à pouvoir passer en arrière des dernières dents. Les brosses à surface active absolument plane ayant les soies serrées ne permettent pas de brosser les espaces interdentaires, n'y pouvant pénétrer ; elles ne brossent les dents que par la tangeante si l'on considère ces dernières comme des segments de cylindres.

Les soies de la brosse ne seront pas scellées au manche avec un mastic, afin qu'elles puissent être ébouillantée après chaque usage ; elle sera conservée sur un petit support où elle pourra sécher ; mais en aucun cas on ne devra la laisser macérer dans de l'eau ou l'enfermer dans un étui ; car les soies se ramollissent, tous les germes y cultivent, et une odeur caractéristique s'en dégage.

En général, on conseillera d'avoir deux brosses en usage, l'une presque neuve servira pour le matin, l'autre, un peu plus usagée, pour les autres moments. Lorsque la deuxième est usée, ce qui doit avoir lieu à peu près au bout d'un mois si le patient sait se brosser et se brosse bien, on remplace la brosse n° 2 par le n° 1, qu'on remplace par une neuve, et ainsi de suite.

Façon de brosser.

On brossera les gencives et les dents verticalement de haut en bas, pour les dents supérieures, de bas en haut pour les dents inférieures et en *appuyant* de façon à faire pénétrer les soies dans les espaces interdentaires. Le malade devra se brosser devant une glace, au moins au début, et, pendant 5 minutes, montre en main : il doit regarder ensuite, après rinçage si le résultat est suffisant et recommencer s'il le juge nécessaire.

Au besoin, le médecin ne dédaignera pas de prendre une brosse, de brosser la bouche de son malade et de lui montrer comment il doit procéder.

Massage des Gencives.

Le massage des gencives est indispensable ; il a pour but d'activer la circulation gingivale, et, en faisant fonctionner la gencive d'augmenter sa tonicité, de vider la région sous gingivale du pus, des sérosités diverses, des matières étrangères liquides ou demi-solides qu'elle peut contenir La séance doit durer de 5 à 10 minutes. « On la pratique, dit Pierre Robin, en pinçant entre le pouce et l'index le maxillaire au niveau du fond gingivo-labial ou jugal, les doigts, en glissant continuant d'appuyer sur chaque gencive jusqu'à ce qu'ils arrivent au bord gingival. On répète cette manœuvre au maxillaire supérieur et inférieur soigneusement et en regardant dans une glace, de façon à contrôler l'opération ».

On complète ce massage digital par un massage fait avec une brosse de caoutchouc ; elles sont à proscrire pour le brossage des dents ; mais d'une efficacité réelle pour le massage des gencives. Une main adroite peut même exécuter avec leur aide, un massage vibratoire du meilleur effet. La brosse en caoutchouc sera trempée avant l'usage dans un verre d'eau tiède dans lequel on aura mis 1/2 cuillérée à café de la préparation suivante :

> Teinture de pyrèthre.............. 100 grammes
> Tannin à l'éther.................. 0 gr. 10
> Alcool à 80°...................... 50 c.
> Essence de badiane...........⎱ ââ 5 gouttes.
> Essence d'anis...............⎰

Irrigation buccale

Les grandes irrigations buccales dont nous avons déjà parlé dans un précédent chapitre, doivent être continuées chaque soir. Le médecin doit faire comprendre à son malade la nécessité de suivre à la lettre ses prescriptions, la guérison ne sera maintenue qu'à cette seule condition. Mais le médecin ne se contentera pas de donner à son malade des indications verbales, son traitement devra être écrit en indiquant tous les détails ; car on oublie trop souvent que le patient ignore totalement des choses qui, pour le médecin, sont élémentaires.

La Bradyphagie

La bradyphagie ou mastication lente sera recommandée et exécutée sur les deux côtés des mâchoires afin que tout l'appareil dentaire fonctionne. C'est une sorte de rééducation de l'acte masticateur qu'il faut faire, la digestion en deviendra meilleure et l'état général du malade en sera considérablement amélioré.

Terminons en recommandant après les repas l'usage modéré des cure-dents qui doivent être fins et mousses. Une petite tige d'or plate un peu épaisse et arrondie à son extrémité sera parfaite ; les espaces interdentaires seront débarrassés sans violence des particules alimentaires qui fermenteraient. Un brossage sera toujours effectué après chaque repas.

9° Traitement de l'état général.

Le traitement de l'état général, sortant du cadre de cette étude, nous ne ferons que le mentionner très rapidement. On recherchera et on traitera, s'il y a lieu, le diabète, l'albuminerie, les auto-intoxications, les dyspepsies.

Dans tous les cas un peu graves où la tonicité locale des gencives et du ligament sera longue à revenir, où l'évolution rapide de la maladie indiquera un trouble trophonévrotique dominant, on pourra tenter l'*action directe sur le système nerveux* par la cautérisation légère faite par un spécialiste, de la branche nasale du nerf ophtalmique de Willis préconisée récemment par Pierre Bonnier dans toutes les manifestations d'inertie nerveuse.

CONCLUSIONS.

1° La maladie de Fauchard, appelée de noms différents suivant les manifestations cliniques envisagées par les auteurs : (scorbut des gencives, gingivite expulsive, pyorrhée alvéolaire, polyarthrite alvéolo-dentaire, odontoptose suppurée), doit être considérée comme une diathèse.

L'évolution de cette diathèse est caractérisée par la destruction progressive des alvéoles avec suppuration et complications diverses aboutissant inéluctablement à la ptose ou chute des dents.

Cette ptose des dents est le symptôme commun aux diverses entités morbides comprises dans le cadre nosographique de la diathèse odontoptosique.

2° Cette affection, ayant un aspect général et local sans tendance spontanée à la guérison, comporte un double traitement :

a) Le traitement général sera institué par le médecin ;

b) Le traitement local, effectué par le stomatologiste, s'adressera aux lésions buccales et à leurs manifestations cliniques;

3° Localement, nous procèderons :

a) A la mise en état préalable du milieu buccal au moyen de brossages et de lavages antiseptiques pratiqués par le patient;

b) A l'extraction de toutes les dents ou racines dont la consolidation est rendue impossible par la destructiou avancée de l'alvéole. Nous extraierons également toute racine infectée dont le traitement est jugé impossible ou la conservation inutile.

c) A la fixation des dents mobiles par des moyens prothétiques ou des ligatures appropriés ;

d) A l'ablation du tartre coronaire et sous-gingival pratiqué par le stomatologiste ;

e) A l'application répétée du topique : l'acide pyrosulfurique ou de Nordhausen, choisi à cause de son action caustique énergique, localisée, complète, et sans grands délabrements du côté de la muqueuse, du ligament et de la dent. L'action caustique sera arrêtée au moment précis ou l'opérateur le jugera opportun par la projection sur les gencives d'une solution étendue de bicarbonate de sodium.

4° Ce traitement produit la guérison locale rapide par la cicatrisation de l'articulation alvéolo-dentaire et la consolidation simultanée de la dent.

5° Des soins consécutifs d'hygiène dentaire consistant en brossages des gencives, massages, grandes irrigations buccales, mastication lente et régulière, assurent seuls la persistance de la guérison ;

6° L'état général sera particulièrement traité et surveillé ;

7° L'ensemble du traitement complet et effectif comporte la thérapeutique associée de l'état général et la collaboration constante du malade, du médecin et du stomatologiste.

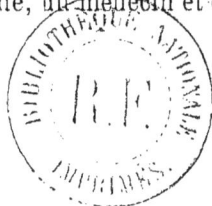

BIBLIOGRAPHIE

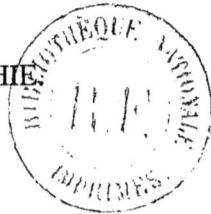

1746 FAUCHARD. — Le Chirurgien dentiste T. I. p. 275.

1757 BOURDET. — Recherches et observations sur toutes les parties de l'Art dentaire.

1778 JOURDAIN. — Maladies de la Bouche T. I. p. 396.

1825 VAUQUELIN. — Tartre (Compte-rendu Académie des Sciences) 31 déc. 1825.

1828 MAURY. — Traité complet de l'Art du dentiste (p. 108-158).

1830 PIORRY. — Œuvres.

1835 OUDET. — Dictionnaire de Médecine en 30 volumes (T. 10. p. 195).

1841 LEFOULON. — Nouveau traité théorique et pratique de l'Art du dentiste (Paris 1841).

1849 TOIRAC. — Dictionnaire de Médecine du Dr Beaude (p. 100).

1853 BAUCHET. — Union Médicale (p. 312).

1853 VELPEAU. — Union Médicale (p. 312).

1859 VILLEMSENS. — Courrier Médical (15 juillet 1859).

1860 CARRÈRE. — Union Médicale (Novembre 1860).

1860 MARCHAL. — (DE CALVI) Compte-Rendu de l'Académie des Sciences (10 sept. 1860-1861).

1861 PONS. — Union Médicale (Janvier 1861).

1861 TEISSIER. — De la gingivite expulsive considérée dans ses rapports avec les états diathésiques. Gazette Médicale de Lyon T. XIII. p. 35 à 55.

1861 DELESTRE. — Thèse.

1868 LABBÉ. — Bulletin de la Société de Chirurgie.

1867 PIORRY. — L'Evènement Médical (Avril 1867).

1869 MAGITOT. — Mémoire sur l'acide chromique. Bulletin de
Thérapeutique.

1869 DOLBEAU. — Bulletin de la Société de Chirurgie 1869.

1870 DUPLAY. — Bulletin de la Société de Chirurgie.

1873 MAGITOT. — Mémoire sur les tumeurs du périoste dentaire
et sur l'ostéopériostite alvéolo dentaire (2e Edition Paris
1873).

1874 DOLBEAU. — Gazette des Hôpitaux (p. 625).

1375 RIGGS. — Œuvres.

1877 DESPRES. — Œuvres de Chirurgie. Journ. de Paris (p. 656).

1879 VALLIN. — Société Médicale des Hôpitaux.

1880 AGUILHON DE SARRAN. — Société de Chirurgie (16 juin 1880).

1881 WITZET. — Etude de la pyorrhée alvéolo-dentaire (Comm.
au Congrès des Dentistes Heidelberg 1881).

1882 DEMANGE. — Journal des connaissances médicales.

1884 MALASSEZ et GALIPPE. — Comptes-rendus de la Société de
Biologie T. I. p. 521. 8e série.

1885 MANOHA. — Thèse. Origine syphilitique de la pyorrhée et ses
rapports étroits avec l'ataxie.

1885 DUBRUEIL. — Gazette hebdomadaire des sciences médicales
de Montpellier. (Juillet).

1886 BLACK. — American system of dentistry.

1886 Encyclopédie de Chirurgie. Paris T. V. p. 640.

1890 JULIEN TELLIER. — Œuvres.

1894 KIZAMTZIN. — Archives de médecine expérimentale.

1894 GALIPPE. — Journal des connaissances médicales pratiques
et pharmacologiques.

1894 LETULLE. — Journal des connaissances médicales (Octobre
1894).

1895 HUGENSCHMIDT. — Etude expérimentale des divers procédés
de défense de la cavité buccale contre l'invasion des bactéries pyogènes. Thèse de Paris.

1895 BELTRAMI. — De l'articulation alvéolo-dentaire chez l'homme.
Thèse de Paris.

1895 GAUTIER. — Chimie biologique.

1895 BAUDET. — De la resorption des arcades dentaires ou mal
perforant buccal. Archives de médecine.

1896 PERASCAUDALO. — Gazetta degli ospedali N° 83.

1898 LEBEDENSKY. — Gingivo-stomatite et polymicrobisme buccal.
Thèse de Paris.

1899 CRUET. — Hygiène et Thérapeutique des maladies de la
bouche et des dents.

1899 VAN'T HOFF. — Leçons de chimie physique.

1900 BARILLÉ. — Phosphates de Calcium. Action de l'Am sur leurs solutions acides. Thèse de doctorat à l'université.

1900 BOUCHARD et BRISSAUD. — Traité de médecine.

1903 BARILLÉ. — De l'action de l'acide carbonique sous pression sur les phosphates métalliques. Journal de pharmacie et de chimie.

1903 P. ROBIN. — Traitement potentiel de la pyorrhée alvéolodentaire. Jour. de Médecine.

1903 PIETKIEWICZ. — Traitement des fistules d'origine dentaire. Thèse de Paris.

1903 QUILLIOT. — Thèse de Lille.

1903 SABATIER. — Septicémies d'origine bucco-dentaire. Thèse de Paris.

1903 COURCHET. — Traitement de la pyorrhée alvéolo-dentaire. Thèse de Paris.

1903 FREY. — Revue des maladies de la nutrition. Avril 1903. Le terrain en stomalogie.

1905 PREISWERK et CHOMPRET. — Atlas manuel des maladies des dents et de la bouche. Baillière Paris 1905.

1905 PIERRE BONNIER. — La notation bulbaire en oto-laryngologie. Soc. franc. d'otologie. (9 Mai 1905).

1906 BELL. — Des sels de calcium dans le sang et les tissus chez la femme. British medical journal.

1907 PIERRE ROBIN. — Les odontoptoses sont-elles guérissables (comptes-rendus de la soc. de stomatologie).

1907 GUYOT. — Traité de l'arthritisme. Bulletin officiel des Sociétés médicales des arrondissements. de Paris et de la Seine. (Juillet 1907).

1908 MENDEL. — L'ion cocaïne et l'ion zinc en thérapeutique dentaire. Thèse de Paris.

1908 BROUARDEL et GILBERT. — Traité de médecine et de thérapeutique.

1908 PIERRE BONNIER. — Les épilaxis bulbaires d'origine nasale (Académie des sciences, 29 juin 1908).

1908 L. LEVY et H. de ROTSCHILD. — Etudes sur la physiopathologie du corps thyroïde et de l'hypophyse.

1908 DYCE DUCWARTH. — Les Diathèses. Presse Médicale, (19 février 1908, p. 113.)

1909 BARILLÉ. — Rôle dans la nature de la dissociation des carbonophosphates. Journal de pharmacie et de chimie. (Avril 1909.

1909 C. N. JOHNSON. — Principes et techniques de l'obturation des dents. Traduction P. Gires et Georges Robin.

1909 PIERRE BONNIER. — Rhinologie.

1909 C. N. JOHNSON. — Operative dentistry.

1909 MOISSAN. — Traité de Chimie Minérale.

1909 BERTHELOT et JUNGFLEISH. — Traité de Chimie organique.

1909 EUGÈNE S. TALBOT. — Treament of interstitial gingivitis. Dental Cosmos (Mars 1909.)

1909 FRIEDRICH HECKER. — The bacterial vaccines in the treatment of Pyorrhea alveolaris. Items of interest (Avril 1909).

1909 JOSEPH HEAD. — The use of a Tartar Solvent in the treatment of Pyorrhea alveolaris. Items of interest, (Mars 1909.)

1909 BRUCE L. TAYLOR. — Rigg's disease. Dental Cosmos. (Juillet 1909.)

1909 A. C. HAMM. — Some phases of Pyorrhea and its Treatment Items of interest, (Décembre 1909.)

1909 FRANK HOUSTON. — Immobilizing as a cure for pyorrhea alveolaris. Dental Cosmo, (Avril 1909.)

1909 DUPLAY et RECLUS. — Traité de Chirurgie. (Ombredanne-Maladie des Mâchoires.)

1909 PIERRE BONNIER. — L'action directe sur les centres nerveux, (La revue, 15 août.)

1909 PIERRE BONNIER. — Les Unités diaphylactiques. Académie des Sciences, (22 février.)

1909 BALTHAZARD. — Traité de médecine légale.

1910 J. W. EYRÉ et J. SERVIN PAYNE. — Some observations on the bacteriology of pyorrhea-alveolaris. (The britihs journal of dental sciences, (Février et Mars 1910).

1910 LUCCHESI. — La stomatologia, (Mars 1910).

1910 CHARLES E. SMITH. — The prosthetic treatment of two cases of Pyorrhea. British dental journal. (Avril 1910).

1910 BARILLÉ. — Rôle de la dissociation du carbonophosphate tricalcique dans la genèse du tissu osseux et des diverses concrétions à base de phosphate et de carbonate de calcium. Journal de pharmacie et de chimie. (1er et 16 avril 1910).

1910 KIRK. — Dentisterie opératoire. Traduit par Lemière.

1910 FREY et LEMERLE. — Pathologie des dents et de la bouche. Baillère 1910, 2e édition.

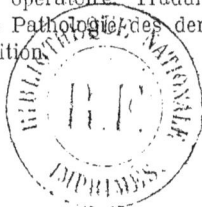

www.ingramcontent.com/pod-product-compliance
Lightning Source LLC
Chambersburg PA
CBHW030930220326
41521CB00039B/1829